看護師と家族でかなえる

最高のサポート

子どもの入院から就学・就労まで

著 佐藤聡美

へるす出版

佐藤 聡美

さとう さとみ

　聖路加国際大学公衆衛生大学院准教授。
博士。臨床心理士，公認心理師。富山県出
身。米国のBellevue Community College
を卒業後，お茶の水女子大学大学院修了。
国立成育医療研究センターにおいて小児が
んの臨床と研究に携わる。小児がんの子ど
もと家族を支えるエゴノキクラブを主宰。
お茶の水女子大学特任講師を経て，現職。
月刊誌『小児看護』連載「心が歌えば，世界
が揺れる」執筆。工作好きな一児の母。

はじめに

　小児医療の現場において，看護師から「私にもできる心理的なサポートってありますか」としばしば聞かれます。そして，心理士がいない病院で働いている看護師からメールをもらうこともあります。

　そこで本書は，それらの質問に応えるべく，心理学的な観点から，看護師と家族が力を合わせるとどれほど大きな支援になるのか事例を交えて伝えています。小児がんの子どもをモデルにしていますが，広く病気の子どもに活用できる支援情報も多く掲載しました。子どもの家族はもちろん，医療者・教育者にも子どもを支援するイメージがもちやすいように，発達段階別の構成にしています。関心のあるところから読んでください。

　これから看護師をめざす人はもちろん，すでに看護師として活躍している人，あるいは，病気の子どもを育てる家族や教育者にも役に立つように工夫しました。それは，子どもが生まれて診断を受けてから，学校に行き，就職するまでのライフサイクルを描いていることです。看護師としてかかわる目の前の子どもが，こういうロードマップを歩んでいくかもしれないと想像するだけで，看護の仕方が変わってくるかもしれません。

　私は心理士として共に働いた看護師の苦労と苦悩に敬意を表し，本書でわずかでも恩返しができればと考えました。子どものために尽力する看護師への応援書です。

　本書は多くの人の協力がなければ，完成しませんでした。医師の瀧本哲也先生，河村淳史先生，看護師の柴田映子様，竹之内直子様，心理学者の大六一志先生よりご助言賜りました。ありがとうございます。

　最後に，本書を書くように導いてくれた，小児がんの子どもたちに深い感謝を伝えます。本当にありがとうございました。

2021年11月

佐藤聡美

contents

第 1 章

子どもの
がん治療の
パラドックス

いつの時代も，子どもたちは希望の象徴です。愛くるしい微笑みの赤ちゃん。元気に走り回っている幼児。ランドセルがまだ大きく見える小学生。しかしそのなかには，重い病気にかかってしまう子どもたちがいます。命が心配される病気のなかには「小児がん（子どものがんの総称）」もあります。

そこで本章では，はじめに，小児がんの治療を受ける子どもたちの状況について詳しくみていきます。

治療後の長く曲がりくねった道

日本でがんになる大人は，年間およそ110万人と推定されています。一方，がんになる子どもは年間2,500人ほどです。大人のがんと子どものがんは，発症する人数のほかにも，さまざまな点で違いがあります。例えば，がんの種類です。小児がんの内訳をみてみましょう。

小児がんは**図1-1**のように，半分は血液腫瘍（白血病やリンパ腫などの血液のがん）と，もう半分は固形腫瘍（脳腫瘍や神経芽腫などの固まりをつくるがん）に大きく分けられます。さらによくみると，耳慣れない診断名が多く出てきます。

大人のがんによくみられる「肺がん」「胃がん」「大腸がん」などの診断は見当たりません。代わりに，「神経芽腫」「網膜芽腫」など「芽」という文字が多くみられます。「芽」は，細胞が未分化な（赤ちゃん）レベルでがん化することを意味しています。つまり，それぞれの臓器になる前の未分化な細胞が，身体の奥深くでがんになり，病気が進行していきます。総じて，大人と子どもは同じ「がん」という言葉を使うものの，種類は異なります。

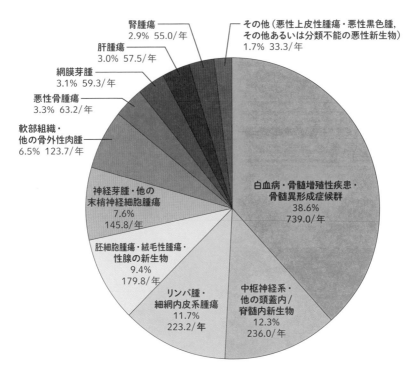

図 1-1 ● 日本における小児がんの疾患別比率
（ICCC 3 分類による）

（瀧本哲也：疫学．日本小児血液・がん学会・編，小児血液・腫瘍学，
診断と治療社，東京，2015，pp61-63. より引用）

少数派（マイノリティー）であるがゆえの困難

　発症が少ない小児がんの治療は，きわめて個別的にならざるを
得ません。親同士の雑談でしばしば耳にするのは，同じ種類のが
んであっても，ほかの子どもに効いた治療が，必ずしも自分の子
どもに効くとは限らないことです。医師からみれば，発症人数が
少なく，致死的な病態というのは情報が少ないため，それだけ治
療が難しくなります。

1

子どものがん治療のパラドックス

また，非常にまれな慢性的な疾患や障害というのは，治療後の生活にも不便が生じやすくなります。世の中の制度や仕組みは，多数派（マジョリティー）の人たちに合わせてつくられているからです。看護師がかかわる子どもと家族は，子どもの病気が発症するまでは多数派の世界に生きていた人々です。

　当然ながら，退院後は多数派の世界に戻ろうとします。第2章で詳述しますが，多数派のなかで生きていくということは，病気とは関係のないもの（多数派の人たちが経験する困難）も多く抱えて生きていくことになります。

　ところが，多数派のなかで生活していても，生活リズムの一つとして外来受診があったり，相手から病弱な印象をもたれたりして，小児がん経験者という少数派である側面が周囲から垣間見えてしまうことがあります。

　そうすると，病気や本人の努力とは関係なく，小児がん経験者の人数が少ないということだけで一般の人にはあまり理解してもらえず，生涯にわたって苦労することになります。何事も少数であることは社会的不利につながりやすいのです。しかし，近年は人数の多い大人のがん経験者と協力して啓発活動を進めたり，小児がん経験者でネットワークをつくり，社会的不利をなくす働きかけがなされています。

子どもの成長する強さ

　親は，子どもががんであることを告知されたとき，まだ病気について詳しくは知りません。親によっては，昔のがん治療のイメージをもってしまいます。医師が現代の小児がんの生存率の高さを説明しても，ほとんどの親はわが子の死を意識します。それも子どもが非常に苦しんで亡くなるかもしれないという恐ろしいイメージです。ところが今は，診断の技術も治療や痛みを緩和する

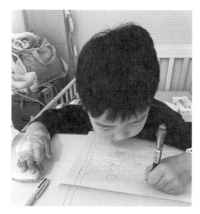

写真 1-1 ● はじめてのひらがな

方法も格段に進歩しており，先ほどの恐ろしいイメージとはかけ離れています。

　実際に病棟に入ってみると，治療のない時間は "子どもらしさ" にあふれています。子どもがベッドにいたとしても，笑顔でキラキラしている瞬間もあれば，隣の子とケンカをして大泣きをしたり，普通の子どもたちと変わらない様子がみられます。病棟内にプレイルームがあったり，図書室を用意している病院もあります。

　子どもたちは昨日できなかったことが，今日できるようになったりします。病気になったとしても子どもは日々成長するからです。そのため親は，入院中でも子どもの育ちを支援する施設や院内教育も重視するようになってきました（**写真 1-1**）。

　しかも小児がんは，化学療法や放射線療法などの治療が効きやすいこともわかっています。医師は化学療法（抗がん薬治療），放射線療法，外科療法（手術），造血細胞移植などの複数の治療法を組み合わせて最大の効果を狙います。今はそのような治療の進歩のおかげで，子どもたちは治療の後も長く生きられるようにな

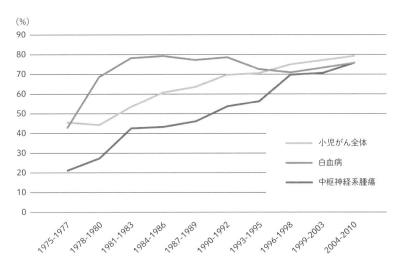

(%)

図 1 - 2 ● 生存率

〔足立壮一：日本小児白血病リンパ腫研究グループ（JPLSG）の ALL，AML 臨床試験．日本小児血液・がん学会雑誌 52（3）：224-230，2015．より引用〕

ってきました。特に白血病に至っては，現在80％近い生存率に届いており（**図1-2**），そこだけ聞けばハッピーエンドを予感させます。

生存率も欲求水準も上がる

　かつての小児がんは，どんなに大変な治療を行っても，ほとんどの子どもの命が助かりませんでした。そのため，助かった家族もそれだけで十分と思い，世間に小児がんの認知を求めたり，啓発活動をしたりすることはほとんどありませんでした。

　ところが，子どもの生存率が高くなると，親の心理は次第に変

化します。同室の子どもが順番に退院していくのを見守りながら，次は私たちの番だと自分に言い聞かせます。さらに退院してしばらくの間，ある程度，保護された環境で過ごせると，親も子どもも少しずつ欲求水準が高くなっていきます。とりわけ親は，子どもの病気が再発することなく，学校で元気に生活できるようになってほしい，と願います。そして，ほかの子どもと同じように，いずれは就職して結婚してほしい，とその望みは尽きません。

　こうした心理的な変化は親子で連動します。子どもは親の期待に応えようとするので，親の望みが変化すれば，子どもの欲求も変化していきます。看護師は，そうした変化を捉え，タイミングよく看護を提供することが求められます。

　看護は実践の学問ではありますが，包括的なケアを行うためには，看護実践の評価のものさしになるような理論的枠組み（conceptual framework）が必要になってきます。そこで，人の欲求水準がどのように高くなっていくのかを説明するのに最適なモデルを紹介します。

マズローの5段階欲求説

　心理学者のマズロー（Maslow AH，1908-1970）は，人の生きるモチベーションについて5段階欲求説というモデルを提唱しました（**図1-3**）。このモデルが看護に適しているのは，生命の安全確保など身体的欲求を土台に据えていることです。人は生理的欲求（呼吸する，食べる，寝る，排泄するなど）と安全の欲求（物理的にも心理的にも守られていると感じられるなど）が満たされて初めて，次の欲求段階に進み，成長していけると考えました。

　これらの生理的欲求や安全の欲求は，入院治療が主眼をおくところです。急性期のICU看護でこの理論を取り入れている施設もあります。

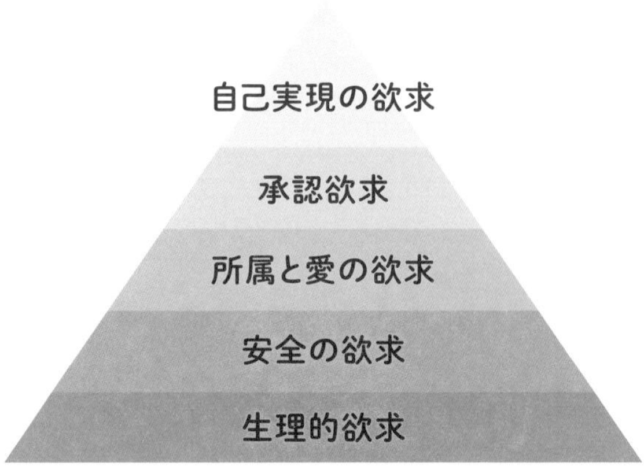

自己実現の欲求
承認欲求
所属と愛の欲求
安全の欲求
生理的欲求

図 1-3 ● マズローの 5 段階欲求説

「所属と愛の欲求」や「承認欲求」は，子どもが学校に戻ったときにも課題になってくる段階です。この理論によれば，復学支援は，病院において子どもの安全の欲求が満たされたうえで，学校で「所属と愛の欲求」を満たせるように橋渡しをするともいえます。

時々，このような欲求や望みをもってはいけないと心の内で戒める親がいます。しかし，マズローのモデルのように，望むことが増えていくのは人間として自然なことです。それどころか，親や子どもの疲弊していた心が回復してきている兆しだと判断できるのです。

子どもと家族の生きるモチベーションだけは，ほかの人が取って代わることができません。望みを戒めるのではなく，望みを叶えられるような，生きるモチベーションが上がっていくような心理的支援を計画することが大切です。

その簡単な方法は，子ども本人に「なりたい自分」を聞いておく

ことです。ピラミッドの頂点である自己実現の欲求は，入院治療も学校生活も含めて，なりたい自分になるための欲求です。そのゴールに向かって，支援の道筋を立てましょう。

計画は「なりたい自分」から逆算的に立てる

トータルケアの最終目標が，子どもに将来，社会に貢献できる大人になってもらうことであるならば，常にあらかじめ社会における立ち位置（なりたい自分）から逆算して計画を立て，親も子どももそれを目標に動く必要があります。

筆者の経験ですが，小学校6年生の子どもが退院時に，ソーシャルワーカーになりたいという計画を立てました。そして，その資格が取得できる大学を調べました。その結果，どの高校に進学するのが望ましく，またそのためには現在，どれほどの学業成績を残さなければならないのかというように計画を詰めていきました。

ここでの秘訣は，現在の状況だけをみて，ソーシャルワーカーになれるとかなれないとかを判断せずに，目標の側から計画を立てることです。そうすると，その目標をめざしてがんばっている過程で，そしてその苦戦を周囲に見せる（話す）ことで，道が拓けることがあります。例えば，有効な情報が集まってきたり，知り合いから受験や実際の仕事の話が聞けたりすることがあります。こうした偶然の出会いは計画外なのですが，計画を立ててがんばっているからこそ周囲の目にとまり，うまくいくともいえます。

先ほどの子どもは計画を立ててから6年後に大学受験を迎えました。幸運なことに，たまたま近くの大学に社会福祉学科が新設され，合格を果たしました。学科の新設はもちろん計画外でしたが，計画を実行していたからこそ，情報をすぐにキャッチできたのだと思います。

筆者は，すごろくゲームを例にとり，「実際に就いた職業は，本来なりたかったものと前後2マスずれていてもOKだからね。世の中には，ミュージシャンになりたかったけれど，関心が移って音響技術者になった人もいるし，バレリーナをめざしてから衣装デザイナーになった人もいる。でも，なりたかったものにかかわる仕事だから満足している。挑戦しなければ何も始まらない」と小児がん経験者に話します。大切なのは「なりたい自分になるための欲求（自己実現の欲求）」を原動力にして，治療後の人生を謳歌することなのです。

大人になるのを見届けたい

　小児がん医療における最終目標は，子どもと家族の生きるモチベーションを向上させ，子どもが大人になるのをきちんと見届けることにあります。治療を受けた子どもが大人になるのを見届ける。それは一見，簡単なように思えます。子どもの命さえ助ければ，その子どもはやがて自然と大人になる，と誰しもが想像するかもしれません。

　しかし，がんの治療は，がん細胞をやっつけると同時に，正常で健全な細胞にもダメージを与えてしまいます。大人の完成した身体に治療を行うのと，子どもの発育途中の脆弱な身体に治療を行うのとでは，そのダメージの残り方が違います。子どもの正常な細胞にダメージが残ると，その後の子どもの成長に偏りが出てしまうことがあります。

　例えば，成長に偏りが出た結果，身長の伸びが緩やかだったり，臓器が十分に機能しなかったり，大人になっても疲れやすかったりします。社会に出れば病弱な大人にみられるかもしれません。

ちなみに，このような治療後に現れる身体の症状は"晩期合併症"と呼ばれています。

大人になってからの外来受診

あるとき外来で，成人した男性が話してくれました。彼は小学校に入ると，体育の授業についていけませんでした。中学校では身長が伸びず，見た目のコンプレックスを感じていました。高校では授業があまり理解できず，絵が得意だったので美術系の大学に進学しました。

大学を卒業したものの，小柄な見た目や疲れやすさから，なかなか就職面接が進まず，結局，どこにも採用されませんでした。20年近く，どうして自分はほかの人と同じように活動できないのだろうと思い悩んでいたというのです。

実は彼は，子どものころにがんの治療を受けていました。本人はそのことを覚えていないどころか，親もそのことを伏せて生活してきました。最近になって，偶然ラジオで晩期合併症について聞いた親が，就職の決まらない息子を案じて，幼いころのがん治療について初めて打ち明けました。本人はショックよりも，これまでの人生の困難がようやく腑に落ちたといいます。そして，自ら外来を受診して，「必要であれば晩期合併症の対処をしたい」と話しました。

救命と晩期合併症の天秤

一般的に「がんは治る病気だ」といわれるようになってきました。しかし，子どものがんの治療は，がん細胞と同時に正常な細胞にもダメージを与えることから，子どもの成長しようとする力を抑えてしまうかもしれないというパラドックス（矛盾）を孕んでいます（**図1-4**）。前述の男性も身長が伸びなかったり，理解力

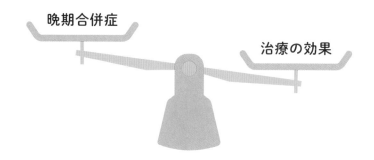

図1-4 ● 小児がん治療のパラドックス

が弱まったりと，治療後の生活において少し苦労をしました。子どもの命を助ける治療によって，子どもの身体に晩期合併症を生み出してしまうかもしれない，という現状です。これほど悩ましいことはありません。

　現在，この晩期合併症については，2つのアプローチが取られています。1つは，そもそも晩期合併症が起こらないように，治療方法を改善していく医療者側の力を集結する大きなアプローチです。どのような治療法がよいのか，臨床試験という治療の比較を行うなどして，晩期合併症の少ない方法を模索しています。このために，日本中の100以上の病院から治療成績をデータセンターに集めて，どの治療法がよりよいかを比較研究しています。

フォローアップは“将来への備え”

　もう1つは，治療後の晩期合併症を見極めて適切な処置を行うという，患者への個別のアプローチです。これは長期フォローアップ外来などで定期的に心身のチェックを行い，現れてきた症状

に対処するというものです。それならば，困ってから受診すれば
よいと考える子どもや家族がいるかもしれません。そのときこそ
看護師による健康教育の出番です。困った状態を解決するため，
困る前の状態と比較できるほうが断然，解決方法の精度が上がる
からです。

　例えば，心理士は，長期フォローアップ外来において「考える
力の検査」を行います。入院中，退院後，治療後1年時に行う定
期的な検査により，その子どもの本来の能力パターンと治療後の
パターンを比較することで，その変化の鑑別がしやすくなります。
能力パターンが時間を経ても，ある程度同じであれば，子どもの
得意な領域と苦手な領域がかなりの正確さで予測できます。さら
に必要とあれば，具体的な勉強方法とセットで，特別支援教育を
検討することができます。子どもが長期フォローアップ外来に継
続的に通うのは，「将来への備え」なのです。

　とはいうものの，子どもたちが長生きするようになって初めて
わかってきた晩期合併症なので，小児がんを専門にしている医療
者でさえ，子どもが学校に戻ったらどうしたらよいのか，就職先
はどうやって探せばよいのかなど，退院後の子どもの困難とその
対処法をまだ把握できていません。

　世界では2010年に晩期合併症に関する国際ガイドラインの作
成が始まりました[1)]。欧米では，病気の影響や治療の強さにより，
あらかじめ晩期合併症を予測し，子どもが治療を受けているとき
から利用できる資源（リソース）と手立てを構築しようとしていま
す。他方，日本はまだ欧米の報告を参考にしている状態です。

　したがって，小児がんの治療を行う医療者は，子どもが大人に
なるのを見届けるという最終目標にはそうたやすく近づけず，子
どもと家族と協力しながら，治療後の道を踏み固めるように少し
ずつ進んでいるのが実際のところです。

全体像がおぼろげな晩期合併症

　晩期合併症の影響は，外から見てわかるものもあれば，見た目ではわからないものもあります。退院直後から現れてくるものもあれば，数年後に現れてくるものもあります。あるいは，全く何の影響も出ない人もいます。晩期合併症と思われる症状がみつかっても，その子どもだけなのか，皆にあるのか，医療者と家族が協力しないとわからないのです。

　子どもは年々，見た目も変わり，身体能力や理解力も上がっていきます。治療を受けたときの子どもより，晩期合併症を体験するときの子どものほうが成長しています。子どもはいずれ自分で自分の身体をケアしなければなりません。そう考えると，最初から少しずつ病気や治療の話を共有しておくほうが，結局，長い目でみて子どものためになります。

　長期フォローアップの段階において心配なのは，過去に治療を受け，現在の身体の不調や困難が晩期合併症に起因するものだと気づいていない人たちです。

　まず，本人が病気を知らされていない場合は，何がしかの不調を感じていても，それが晩期合併症だと気づくことができません。前述の，幼いころに治療を受けた男性も，学校の健康診断でもかかりつけ医の受診でも，何の指摘も受けなかったといいます。晩期合併症は専門家でないと見極められないからです。

　その一方で，がんの治療を受けたことを本人が知っており，身長があまり伸びないことや頭髪の薄さが気になるなど，見た目に特徴がある場合は本人も晩期合併症だと気づき，専門医を受診するかもしれません。

本人さえ気づかない晩期合併症

　では，本人ががん治療を受けたことを知っていれば，自分で不調を感じて外来を受診するかというと，そうでもありません。例えば，知的な能力に関する症状は本人でさえ気づけないことがあります。

　さらに，医師も認知機能（考える力）に関する晩期合併症を知らないことがあります。詳しくは第6章で述べますが，子どもの作業が遅いために学校の勉強についていけないことは，本人の努力不足だという医療者がいます。あるいは，大学生になってもぬいぐるみと寝ていることは，親が過保護に育てたからだと指摘する医療者もいます。ところが，本人の努力不足でも，親の育て方の問題でもなく，これらの現象には認知機能に関する晩期合併症が密接に関係しています。

　しばしば起こりうるのは，治療の長期的な影響により脳の実行機能がうまく働いていないと，作業の段取りを組むのが苦手になり，その結果，身体の動きが遅くなります。また脳腫瘍の場合，疾患部位と治療によっては，自分を客観的にみる機能（メタ認知）が育ちにくくなるので，年齢に比して，振る舞いが幼いままであることがあります。これらは小児がんの心理の専門家でないと判定することは難しいのです。

心理社会的な課題を見越す

　このようにみてくると，小児がんの心理社会的な課題というものは，子どもががんであること以上に，その背後に共通して広がる子育て支援，教育支援，就労支援の重要性が際立ってきます。子どもが乳幼児のときは，子育て支援として親のサポートが重要です。子どもが学童期に入れば，治療後に復学した際に順調に過ごせるよう教育支援を提供する必要があります。最後に，子ども

が教育を修了して自立するためには，就労を支援しなければなりません。

　晩期合併症による困難が，これらの各ステージにおいて，二次的・三次的な社会的不利を生まないように早めに手を打っていくことが肝要です。治療後の子どもたちは，学校，その次は職場と新しい居場所を開拓し，そのつど自分をそれぞれの場所に適応させていくスキルを身につけていかなければなりません。

　そうしなければ，社会的不利は雪だるまのように累積していきます。命は助かったのだし，何とかなるだろうと思いながら，子どもたちが無防備に社会に出ていくと，居場所をみつけるのに苦労するかもしれません。社会で生きていくこともまた，それなりに大変だからです。したがって，人生の各ライフステージで必要な作戦を立て，人生を楽しむ機会を積極的につくる計画が大切です。

治療後30年経ってからの死亡原因

　どうしてこれほどまでにしっかりと計画を立てて豊かに生きることを子どもたちに勧めるかというと，米国から貴重な報告があったからです。日本はまだ治療中の子どもたちのデータしかありませんが，米国は小児がん経験者を30年間追跡していました。

　その結果，図1-5のように，治療後25年まではがんによる累積死亡率が高いのですが，30年後には晩期合併症による死亡率のほうが高くなります。治療後30年というと，子どもたちは中年期に差し掛かっています。このころに晩期合併症で亡くなるリスクが高まるのですが，おそらく晩期合併症と関連して加齢が早く訪れる[2]のではないかと討議されています。そうだとすると，子どもの生涯をとおして，気力も体力も充実している時期は"今"かもしれないのです。

　むしろ筆者はそう考えて，子どもには治療中から健康的な生活

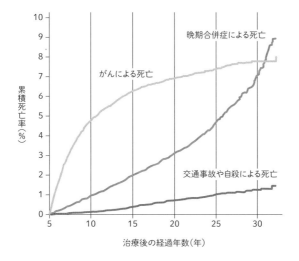

図1-5 ● 小児がん経験者の治療後5年生存者の累積死亡率

(Armstrong GT, Liu Q, Yasui Y, et al：Long-term outcomes among adult survivors of childhood central nervous system malignancies in the Childhood Cancer Survivor Study. J Natl Cancer Inst 101（13）：946-958, 2009. より引用)

習慣を身につけ，いろいろなことを先延ばしにせずチャレンジさせます。なりたいものになる意欲に導かれて，人生を満喫していけば，結果として米国のデータのようにならずに「健康的に過ごせた」となる可能性はまだ十分にあるからです。ここに看護師やコメディカルによる子どもと家族への健康教育の重要性が生まれてきます。

　次章では，そのような状況を踏まえて，看護師の皆さんが小児がんの子どもと家族にかかわるときの心理的な秘訣について伝えます。

─────────────── 文　献 ───────────────

1）佐藤聡美：今なぜ小児がんの長期フォローアップなのか. 小児看護39（12）：1481, 2016.
2）Maryna K, Eryk L：Risk factors for premature aging in childhood cancer survivors.
　Dev Period Med 23（2）：97-103, 2019.

看護師と家族だからこそ可能なサポートに向けて

第2章

3本の補助線

小児がん医療の大きな変化の一つは，子どもの命が助かるように
なったことです。その一方で，晩期合併症が心配されるため，治療
後の人生プランが必要になってきました。臨床現場ではその変化
を受けて，「愛着」「怒り」「病気以外のこと」について3本の補助
線が浮かび上がっています。子どもと家族の支援を計画するときに
頭の片隅に入れておくと，現実の見方が少し広がるかもしれません。

1 本 目 ： 生 き 残 る た め の 愛 着

　1本目の補助線は，身体だけでなく，心も発達するという特徴
を捉えます。
　精神科医のフロイト(Freud S，1856‐1939)らは，大人にな
ると心の発達は完了すると考えていました。しかし，心理学者の
エリクソン (Erikson EH，1902‐1994) は，フロイトの理論を
もとに，心は生涯にわたって段階的に発達すると主張したのです。

重層的な心の発達

　エリクソンによる心の発達段階を図2‐1に示します。一見し
てわかりやすいのですが，次の2点について理解を深めておく必
要があります。
　1つ目は，心の発達が右肩上がりに記されているため，年齢を
重ねるに従って，発達が進んでいくようにみえる点です。成長は
質的かつ量的な増加を意味しますが，発達という概念は前進も後
退も含みます。なかでも，入院治療中の子どもの場合，次なる心
の発達段階に進まずに，後退することさえあります。
　例えば，入院中の幼児が赤ちゃん返りをしたり，以前できてい

たことをしなくなったりして親や看護師にくっついて甘えるのは，不安を減らそうとしているのです。発達は後退しているようにみえますが，事態を察知している点で，むしろ健全ともいえます。

「自分」は「仲間」と生きていく

2つ目は，視点が常に「自分」中心のようにみえる点です。

例えば，児童期であれば「自分」の発達課題は勤勉かどうかです。思春期であれば，アイデンティティ（自分という一貫した感覚）を確立して，親から離れて自立していけるかどうかがテーマです。若年成人期であれば「自分」は孤立しているか否か，があ

	1 （乳児期）	2 （幼児期）	3 （児童期）	4 （青年期）	5 （若年成人期）	6 （成人期）	7 （成人期）	8 （老年期）
円熟期								インテグリティ 対 絶望と嫌悪
成人期							ジェネラティヴィティ 対 停滞	7 - 8
若年成人期						親密 対 孤立		6 - 8
思春期と 青年期					アイデンティティ 対 アイデンティティ拡散			5 - 8
潜在期				勤勉性 対 劣等感				4 - 8
移動 - 肛門期			自主性 対 罪の意識					3 - 8
筋肉 - 肛門期		自律性 対 恥と疑惑						2 - 8
口唇感覚器	基本的信頼感 対 基本的不信感	1 - 2	1 - 3	1 - 4	1 - 5	1 - 6	1 - 7	1 - 8

図2-1 ● エリクソンによる心の発達段階

げられています。これは米国の当時の思想や哲学とも関係しているので，「自分」が主体として前面に出ています。

　しかし「自分」が主体のようにみえて，実のところ，勤勉かどうか，孤立していないかどうかなど，各課題はすべて他人との比較や，他人とのつながりがなければ達成できないものばかりです。つまり，エリクソンの主張は，各段階において「他者（others）」と上手に生きているのか，ということを問いかけているのです。

　そして，重要な他者とは，配偶者をも含む仲間です。なぜなら，親はいずれ子どもよりも先に逝きます。小児がんを経験した子どもたちも例外ではなく，長生きするとはそういうことです。親亡き後に遺された子どもたちは，同世代の仲間と生きていかなければなりません。この仲間づくりが何十年もの長期にわたる生活の質（QOL）を方向づけるといっても過言ではありません。

　確かに，他者と上手に生きていくことは大事なのだろうと理屈のうえでは理解できます。果たして，それを裏づける証拠はあるのでしょうか。実は，それこそがアタッチメント（愛着）とよばれる心の機能なのです。英国の児童精神科医であったボウルビィ（Bowlby J，1907 - 1990）は，赤ちゃんが不安や恐れを感じたときに，親にしがみつくことで，落ち着いていく心理行動的な傾向を「アタッチメント（愛着）」と名づけました（**写真2 - 1**）。

愛着を移し替えていく戦略

　アタッチメントという言葉は日本で「情緒的絆」としばしば超訳されがちですが，もともとの意味は文字どおり，くっつく（attach）ことで不安を減らす行動傾向を指します。まさに，子どもは親に抱っこやおんぶでくっついて不安を減らし，愛着関係を築いていきます。テレビに怪獣が出てくると，幼児は怖くなって親に抱っこをせがむのも同じ理由です。そして，赤ちゃんの不

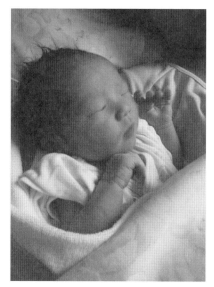

写真 2-1 ● アタッチメントの始まり

安や恐れを感じる心の機能は，世話をする親がその調整を手伝っているのです。

　言い換えれば，赤ちゃんの心は自然に発達していくのではなく，心に不安を感じて親とくっつき，安全を確信して親から離れることを何万回と繰り返す二者関係のなかで発達していきます。その段階を経て，親以外の祖父母や保育士にもくっつくことができるようになります。

　こうして，愛着の対象が親からそれ以外の人に少しずつ広がっていき，生涯にわたり，人間はいろいろな人にアタッチして社会に適応していけるようになります。つまり，人はひとりでは生きられないようになっている，これが心というものの神経生理学的な仕組みです。

　そうであれば，子どもたちは親から離れて自立することが重

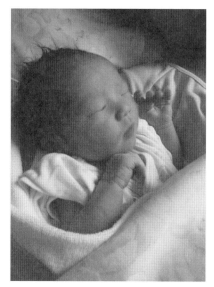

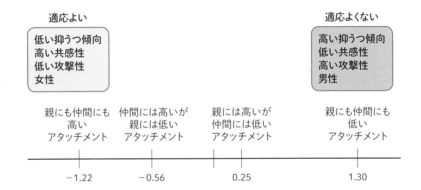

図2-2 ● 親と仲間のアタッチメント尺度得点をもとに分類した
グループ平均の描写

〔Laible DJ, Carlo G, Raffaelli M：The differential relations of parent and peer attachment to adolescent adjustment. J Youth Adolesc 29（1）：45-59, 2000. より改変〕

要なのではなく，仲間にアタッチすることのほうが肝心なので
す。仲間と愛着関係を築けた結果として，自然と親から離れてい
くのです。その一例としてライブルらの研究があげられます（**図
2-2**）。彼らは，89人の16歳の一般青年に愛着尺度の質問紙調
査を行いました。

　彼らの研究でまず確認できることは，親にも仲間にもアタッチ
メントが高いと社会適応はよく，どちらにも低いと社会適応は悪
くなるということです。では，親にはアタッチしても仲間がいな
い場合と，仲間にアタッチして親からは離れている場合とでは，
どちらが社会適応がよいのでしょうか。それは，親との関係が希
薄になっても，仲間にアタッチしているほうでした。親との愛着
関係よりも，仲間との愛着関係のほうが相対的に適応に対する影
響力は大きかったということです。

　現実に，思春期において生涯の親友を得る人も多いでしょう。
仲間関係や親友関係の延長線上に重要な他者と愛着関係を築き，

結婚することもあるでしょう。いわば，愛着の対象を親から重要な他者に移し替えることが，子どもが生き残っていくための戦略なのです。

愛着が移行しない経験者

　ところが，脳腫瘍の経験者のうちある割合の子どもたちは，思春期における愛着対象の移し替えにだいぶ苦労します。特に知的な能力がボーダーラインである場合，友達ができずに，いつまでも親と過ごしていることがあります。

　そのような状況で子どもが高校生や成人になると，親は「いつまでも甘えていないで」と突き放すことがあります。子どもは愛着対象の移し替えができませんから，ただ困惑して，ひとりぼっちになるだけなのです。この孤立は，図2-2によれば，もっとも社会的に不適応な状態になります。男性が女性よりもそのようになりやすいだけでなく，孤立している人は抑うつ傾向や攻撃性が高く，人への共感も示せなくなります。

　親離れは子どもの認知機能の発達と関連しています。そのため，子どもがある年齢になったからといって自立できるわけではないことを筆者は親に話します。むしろ，現在の能力をアセスメントして，何ができるのか，と計画を立てます。愛着の移し替えができないと，結婚にも苦労するかもしれません。脳腫瘍経験者の78％が未婚という米国のデータ[1]もあります。

　子どもができることを増やし，仲間と達成する経験を繰り返さなければ，自然と親からは離れられません。筆者は，経験者や同世代の仲間のイベントに親子で積極的に参加することを促しています（**写真2-2**）。

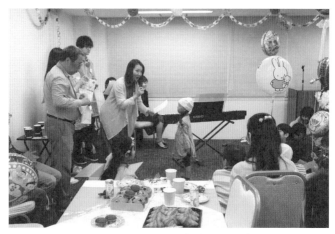
写真2-2 ● 子どもと家族の文化祭

2本目：怒りの対象を探す

2本目の補助線は，患者とその家族の気持ちを理解することです。

筆者は看護学部で教えるとき，必ず学生に「将来どのような看護師さんになりたいか」と尋ねます。ほとんどの学生は「患者さんの気持ちに寄り添える看護師になりたい」と答えます。

そのように答える学生には「患者さんの気持ちってどんな気持ちですか？」と質問します。すると，多くの学生は「悲しい気持ち」「困っている気持ち」「苦しみや悩み」と言います。つまり，悲しみや苦しみに寄り添って，共感しながら看護をするというイメージが理想の看護師のようです。

家族の根底にある怒り

　ところが，看護学生からは患者や家族の一番肝心な気持ちが出てきません。それは，「怒り」です。あるとき，筆者が骨髄バンクの会で講演を行ったとき，ひとりの男性が手を挙げました。「うちの子どもは白血病で助かりましたが，初めて病気のことを告げられたときには，この世に神も仏もいないのか，と思いました」と当時の怒りを回顧していました。

　エゼムらの研究[2)]でも，ある母親は「私は神を信じていますが，今は神に対して怒っています」と回答しています。ほかの母親は「どうして私たちなの？　私たちが何かした？　娘が何かした？　と何度も頭のなかをよぎります」と話しました。

　国や宗教の違いによらず，親たちは子どもががんになったという理不尽な現実に対して怒っています。筆者のカウンセリングでも「子どものがんが誰かのせいであったり，何かのせいであったほうがまだよかった」という親もいました。

　しかし，重要なのはここからです。心の内側から湧き起こる怒りにどのように対処するかで，その後の家族の生活がだいぶ変わってくるのです。ヴァン・ドンゲン-メルマンらは，小児がんの子どもの親85名にインタビュー調査[3)]を行いました。そのなかには，「私たち夫婦は何に対しても闘わないとき，あるいは，何も闘うべきものがないとき，お互いに激しくけんかをした」という回答がありました。

　このような夫婦は，医療者とは良好な関係であることが多く，周囲からは夫婦関係の悪さがみえません。ですから，子どもの退院後に夫婦が離婚した，と医療者が聞いて驚くこともあります。

　たとえ離婚しなかったとしても，激しくけんかする夫婦のもとに病気の子どもとそのきょうだいがいる場合，その子どもたちにとって大変住みにくい家庭になります。表面上，夫婦が医療者と

関係が良好だからといって，家族に問題はないだろうと決めつけ
ないで，親にきょうだいの様子を尋ねて親の注意をそちらに向け
ることも支援になります。

　また一般的には，赤ちゃんが病気になると，家族が一致団結す
るイメージがあるかもしれません。そのような家族もたくさんい
ます。しかし，病気の赤ちゃんへのかかわり方や治療方針につい
て，家族それぞれの足並みがそろわない場合もあります。そのと
きは医療者がクッションとなって，治療を乗り切ってもらいます。

　家族の足並みがそろわないのは決して不思議なことではありま
せん。家族であっても，命についての価値観の違いが浮き彫りに
なるからです。ですから，家族関係の表面だけを見て心理的な問
題の有無を判断するのは難しいともいえます。

夫婦の心理的な構造；二次的疾病利得

　ほかにも，医療者，治療方法，病院のサービスについて怒りを
露わにしている夫婦の回答がありました[3]。そこでは，家族のほ
かに共通の敵（＝医療者）をつくることで，夫婦関係を何とか維持
した，という見解が書かれています。

　夫婦が医療者に対する不満を分かち合うことで，夫婦が団結し
たような心持ちを保つことさえあるのです。ヴァン・ドンゲン-
メルマンら[3]は，そのような怒りの機能を見抜いて，「二次的疾
病利得」という心理学の概念のなかに分類しています。

　この場合の二次的利得というのは，第三者に怒りを向けること
で夫婦関係が維持できている，夫婦関係の問題を回避できている
という利得（メリット）を指します。そういう夫婦の心理的な構
造を理解しておくと，怒りの本質が医療者に向いているのではな
く，夫婦関係が崩れないための術であることがわかります。

　筆者の臨床経験でも，「誰よりも朝早く来て，夜遅くまで付き

添っているのに，どうしてうちの子は治らないのですか。私はこんなにがんばっているのに，どうして報われないのですか」と延々と話す母親がいました。遠回しに怒りを表現しているのです。筆者がそのような気持ちを受け止め続けていると，この母親の夫婦関係は良好なままでした。おかげで，夫婦が互いに傷つけ合うことなく，赤ちゃんの治療を見守ることができました。

　少々うがった見方をすると，親は子どもの病気について悩むことで本来体験すべき不安や葛藤を免れるという利得があります。さらには，患者の親であることによって一定の社会的義務を免れ，世話や援助を受けることができます。

　例えば，仕事がうまくいっていなかったところに，子どもが病気になったため，それを理由に退職をする親もいます。本来であれば職場の人間関係に格闘する時期だったのを，子どもの病気を理由にそこから逃れてしまうわけです。

　子どもにも疾病利得はあるでしょう。思春期に自分らしさの可能性を探して葛藤することを避け，病気の経験者というアイデンティティを獲得して早々に決着をつけてしまいます。これでは第1章で述べたように，「なりたい自分」が原動力になっていませんから，将来の可能性はなかなか拓けません。

　疾病利得は一時的なとても頼りないメリットで，そのとき回避した葛藤や不安は状況が変わったときに再び形を変えて表れてくるのです。

　すべての親が経験する怒りや悲しみへの対処を行うことは，のちに精神的な症状を悪化させないよう，予防することにもつながります。現に欧米では，心理士が子どもや親に認知行動療法や感情コントロール法を積極的に教えています。

　親が怒りや悲しみに対処できるようになると，子どもが小児がんに罹患したという最大の悲劇がありふれた悲しみの一つにゆっ

くりと変化していきます。「自分だけが」という強い思いが，自分の延長線上に誰かの怒りと悲しみもあるのだと思えるようになり，子どもの治療後の長い人生にも希望が見いだせるようになります。

3 本 目 ： 病 気 と は 関 係 の な い も の

　3本目の補助線は，患者とその家族が直面するあらゆる困難が，必ずしも病気と関係するとは限らないということです。確かに，入院経験が事態をより困難にさせる引き金になったり，治療への不安が緊張を高めたりすることはあるでしょう。

　しかし，それらの不安や緊張の体験の仕方は，背景にあるもともとの家族の歴史であったり，夫婦関係のあり方であったり，近所との付き合い方が影響していたりします。

「病児の母親」以外の役割ストレス

　医療者からすると，患者との出会いは治療の始まりなのですが，家族からするとこれまでの平穏な生活の終わりなのです。家族の物語はそのはるか以前から始まっていて，かかりつけ医に行ってかぜだと言われたり，部活の先生に不調を指摘されたり，といろいろな出来事が積み重なって，親子がある日のある時間に病院に出向きます（**図2-3**）。

　そして，診断を受けるまさにその瞬間にそれまでの出来事が集約されます。それは，物語のクライマックスにも似た家族の試行錯誤の結果なのです。米国では，小児がんは診断がつくまでに20日ほど，なかでも脳腫瘍は半年以上かかっているという報告もあります[4]。それくらい長い時間を原因不明の状態で過ごし，

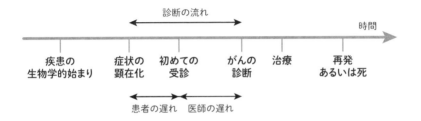

図2-3 ● がん治療経路における診断の遅れ

〔Dang-Tan T, Franco EL：Diagnosis delays in childhood cancer：a review. Cancer 110（4）：703-713, 2007. より改変〕

すでに疲弊している子どもと家族に医療者は出会うのです。そして，親は子どもの謎の不調に診断がつくことでわずかな安堵と，前述した深い悲しみと怒りの感情に襲われます。

　親はそれまでに世の中のマジョリティー（多数派）として担ってきた役割があります。行動科学でよく用いられるエコロジカルモデルという枠組みで捉えるとわかりやすいのですが，個人レベルでは成人，対人レベルでは親，コミュニティレベルでは友人・労働者・PTA役員などの一員，政策レベルでは国民としての役割を担って生活しています（**図2-4**）。これらの役割に「病児の親」という役割が加わります。

　親はこれらの役割のうち，何かが順調に進まないと，ただちに子どもの病気や入院生活に付き添う大変さのせいにしたくなります。それは親がそれくらいの窮地に追い込まれていることを意味します。しかし，困難の背景を丁寧に紐解いていくと，意外と病気とは関係のないところで問題が解決することも多々あります。そのため筆者は，病気や治療以外の周辺的な状況についても目を配り，困難な状況の予防や問題解決の糸口に備えます。

　例えば，筆者はStress Coping Index（ストレス対処指標）とい

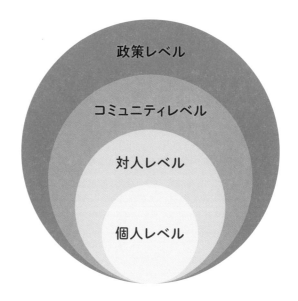

図2-4 ● エコロジカルモデル

う質問紙調査を母親に実施しました[5]。子どもが白血病と診断された後に1回目，治療後に2回目の調査を行ったのですが，それらを比較して母親のストレスの度合いは同じでした。子どもの入院治療が終わったからといって，母親のストレスは減らなかったのです。それは退院時に「病児の母親」という役割のストレスが減っても，ほかのストレスが増えてくるという具合でした。例えば，経済的なストレスです。子どもが病気になることだけがストレッサー（原因）ではないのです。

家族関係ストレス

　ある母親の場合は，「嫁の役割」がストレス源になっていました。義理の母親が子どもの前で無神経な発言をすることがストレスになっていたのです。「嫁であること」のストレスは元来，子ども

の病気とは関係ありません。ですが，「病児の母親」役割のストレスと「嫁の役割」ストレスが絡み合って増幅するのであれば，「嫁の役割」ストレスを緩和するだけでも母親を助けることになります。周産期うつの研究[6]でも，関連因子に「嫁姑関係」が挙げられ，これは欧米にみられないアジア圏の特徴であると指摘されています。

　日本では母親が義母の介護をしていたり，そこまでではなくとも食事の世話をしていることがあります。そして子どもが病気になると，母親は義母の世話よりも子どもの付き添いを優先します。祖母からみると，ケア提供者であった嫁（＝母親）が孫に取られるわけです。そのことが義母（＝祖母）の脅威になり，「私の食事はないのか」「飢え死にさせる気か」などと，より一層要求が強くなったケースがありました。

　祖母が一方的に"見捨てられ不安"に駆られ，孫の入院には非協力的になり，家族のなかで弱者合戦を始めてしまうのです。時に，病児のきょうだいや父親までもが弱者合戦に参加して甘えてきます。ケア提供者である母親は，病気の子どもの世話に注力するのですが，ほかの家族メンバーはそういう母親を追いかけて，ケアの取り合いになってしまいます。母親は耐えられません。

　そういうときは，弱者合戦を自立合戦に仕切り直さないといけません。自分ができることを楽しんでもらうのです。きょうだいの子は父親と家事を楽しみ，祖母にはデイケアやショートステイを利用して息抜きをしてもらうことになりました。

　母親と祖母の緊張関係が前面に出てしまう家族の場合，父親や祖父が家族関係に積極的に参画しない背景があったりします。母親からは「父親が頼りないのは仕方ない」と現状に甘んじる言葉が出てきます。そういうとき，筆者は声を潜めて「あなたが頼ってくれるから，私も頼りがいを発揮できるのかもしれません」と

伝えます。自分から人に頼ることも大事なのです。

　もちろん，孫の付き添いをしたり，母親を助けたりする祖父母も多くいます。しかし，人は基本的に変化に脅威を感じます。筆者が患児の家族関係を把握するときは，患児のきょうだいだけでなく，祖父母も含めて三世代について聴取します。そして祖父母に対するリソースの活用は，ソーシャルワーカーに活躍してもらいます。

　つまり，子どもががんだから親のストレスが高いと思われがちですが，必ずしもそうとは言い切れないのです。子どものがんが治ったら治ったで，別な刺激にストレスを感じている場合もあります。そうすると，ストレスは全体として減らないということも起こりうるのです。

ストレス対処の方略

　親は心身の疲弊から，あらゆる困難をがんのせいにしたくなりますが，実際はストレッサー（原因）が何であれ，ストレスが高いのは，それらにうまく対処する方法を身につけていないということも考えられます。子どもががんだからではなく，親が対処できないからストレスが高いままということもあるのです。

　とはいうものの，子どもががんになれば，親が悲観的なものの見方をしてしまうのも無理はありません。特に，診断を告げられた瞬間や「もし治療がうまくいかなかったら…」というような悲観的な考えが何度も頭をよぎる侵入的思考（intrusive thoughts）に苦しめられます。小児がんの子どもの親の約30％がこれを体験します[7]。このような反芻が抑うつや不眠，ストレス障害の引き金にもなります。変えられないことをくよくよと思い悩むのはストレスがたまるだけなのですが，自分ではどうしようもできないのです。年単位ではありますが，時間がたてば和らいでいきま

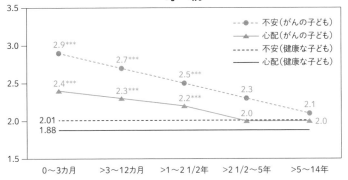

母　親

- --●-- 不安（がんの子ども）
- —▲— 心配（がんの子ども）
- ----- 不安（健康な子ども）
- —— 心配（健康な子ども）

2.9*** 2.7*** 2.5*** 2.3 2.1
2.4*** 2.3*** 2.2*** 2.0 2.0
2.01
1.88

0〜3カ月　>3〜12カ月　>1〜2 1/2年　>2 1/2〜5年　>5〜14年

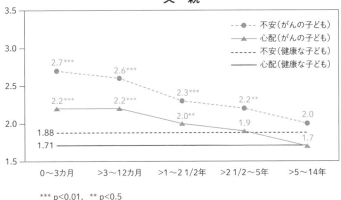

父　親

- --●-- 不安（がんの子ども）
- —▲— 心配（がんの子ども）
- ----- 不安（健康な子ども）
- —— 心配（健康な子ども）

2.7*** 2.6*** 2.3*** 2.2** 2.0
2.2*** 2.2*** 2.0** 1.9 1.7
1.88
1.71

0〜3カ月　>3〜12カ月　>1〜2 1/2年　>2 1/2〜5年　>5〜14年

*** p<0.01,　** p<0.5

図2-5 ● がんの子どもおよび健康な子どもの
母親と父親における心配と不安

〔Norberg AL, Boman KK：Parent distress in childhood cancer：a comparative evaluation of posttraumatic stress symptoms, depression and anxiety. Acta Oncol 47（2）：267-274, 2008. より改変〕

す（**図2-5**）。

　親が悩まされるのは自分ではコントロールできないストレスだと考えると，ここに第三者が関与する意義が生まれてきます。例えば，第三者として，看護師からは明確に何が問題なのかがみえ

やすいこともあります。前述の筆者の研究[5]で紹介した母親には，看護師や心理士がストレス対処の方略を教えることもできるでしょう。あるいは，親がストレスに過敏に反応してしまうようであるならば，意識的にリラックスする時間をつくるよう勧めることもできるでしょう。これらについては，第4章で紹介する「看護師による家族健康プログラム」(p78)も参考にしてみてください。

　また，親が心理的につらくなる前に，早めに休んでもらうことはとても重要です。「いつも子どもの就寝まで付き添って，やっと帰宅して泥のように眠ってすぐに病棟に来ていたら，昨日の夜は車の運転を誤りそうになりました」と話した親もいました。

　ほかにも，言葉選びが支援になります。経験豊かな看護師は雑談が上手です。自分の心に響いた言葉や名言を覚えておいて，その言葉で自分の心が癒やされた経験をそれとなく親に話していたりします。筆者は，入院病棟の親を対象に「言葉の贈り物」というワークショップを行っていました。参加者に「過去の自分に，あるいは，ほかの親にお守りになる言葉を贈ってください」と言って，好きな色の折り紙に書いてもらいます。それを封筒に入れて糊付けをして，「つらくなりそうになったら，封筒を開けてください」と伝え，そのときのメンバーで交換します。これは将来の不安に対する予防的介入にもなります。

　以上のような3本の補助線は，看護師がどのような子どもを担当しても，その看護的かかわりのなかに手がかりを与えてくれるはずです。そして，看護師の気持ちが沈んだときも，これらの補助線はほかの見方をひらめかせてくれるかもしれません。

　看護師は，医師のように診断や生存率を告げることはしません。看護実践やその処置は，子どもが生きるため，あるいは死に逝く

苦痛を和らげるものでありながら，看護師はあえて生き死にに触れない会話を続けることで，親と子どもに日常に生きている実感を与えることができます。親と子どもは，そのような看護師のあり方に救われます

　次章からは，エリクソンの提示した心の発達課題を参考にして，小児がんの子どもたちの心理的なサポートについて考えていきます。そして，がんの治療を受ける子どもにもっとも長くかかわる親と看護師が，子どもの心の成長を援助するという視点で，どのように力を合わせることができるのかについて，事例とともに探っていきます。

――――――――――――――――― 文　献 ―――――――――――――――――

1) Gurney JG, Krull KR, Kadon-Lottick N, et al : Social outcomes in the Childhood Cancer Survivor study cohort. J Clin Oncol 27 (14) : 2390-2395, 2009.
2) Hexem KR, Mollen CJ, Carroll K, et al : How parents of children receiving pediatric palliative care use religion, spirituality, or life philosophy in tough times. J Palliat Med 14 (1) : 39-44, 2011.
3) Van Dongen-Melman JE, Van Zuuren FJ, Verhulst FC : Experiences of parents of childhood cancer survivors : a qualitative analysis. Patient Educ Couns 34 (3) : 185-200, 1998.
4) Dang-Tan T, Franco EL : Diagnosis delays in childhood cancer : a review. Cancer 110 (4) : 703-713, 2007.
5) Sato S : A pilot study of maternal stress coping with childhood cancer. Musashino Univ Bullet 7 : 113-114, 2018.
6) Roomruangwong C, Epperson CN : Perinatal depression in Asian women : prevalence, associated factors, and cultural aspects. Asian Biomed 5 (2) : 179-193, 2011.
7) Norberg AL, Boman KK : Parent distress in childhood cancer : a comparative evaluation of posttraumatic stress symptoms, depression and anxiety. Acta Oncol 47 (2) : 267-274, 2008.

第 **3** 章

乳児期は愛着関係と
共同育児が決め手
（0歳から1歳）

両親にとって，赤ちゃんが病気になることほどつらいことはありません。ましてや，「がん」と告げられるとは思ってもみません。親が最初に告知を受けたときから子どもの長い治療の旅が始まります。治療が終わっても，翌年の同日には「去年の今頃は…」と診断の場面がありありと蘇ります。

　本章では，生まれて間もない赤ちゃんとその親の心のケアについて，心理学の概念を交えながら考えていきます。

赤ちゃんを成長させる愛着関係

　赤ちゃんは，人生においてもっとも目覚ましく成長します。1年間に身長が1.5倍伸び，体重が3倍に増えます。生まれたときは母乳しか飲んでいなかったのが，しばらくすると離乳食を食べられるようになります。移動もできず寝ているだけだったのが，寝返りを打てるようになり，ハイハイをして，1年後には歩けるという劇的な成長を遂げます。

大人との基本的信頼感

　発達心理学者のエリクソン（Erikson EH）は，このように急激に成長する赤ちゃんにとってもっとも大事なことは，基本的信頼感を獲得することだといいました。これは周囲と愛着関係を築くためのベースになっていきます。彼は，発達の第1段階である乳児期に，赤ちゃんは大人との身体接触のなかで周囲の世界について安心感をもてるようになり，それが「肯定的な世界観」につながっていくと考えました。

　同時に，赤ちゃんは可愛がられることで，自分は大切な存在だ

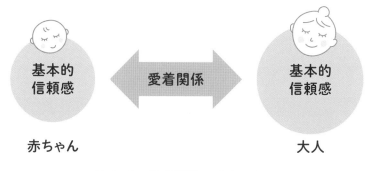

図3-1 ● 愛着関係のイメージ

と思えるような「他者と自分への信頼感」を育てていくと主張しています。このように，世界と，他者と自分に寄せる信頼感を彼は「基本的信頼感」と呼びました。この基本的信頼感は，幼児期の自律性や学童期の自信を発展させる土台です。今の小児看護や幼児教育でもよく話題になる概念です。

　乳児期の基本的信頼感は，赤ちゃんが世話をされるなかで，大人との身体の接触を通して培われます（**図3-1**）。入院中でも，親による抱っこが重要な意味をもつのはこのためです。赤ちゃんに必要なのは，ただ「母親」とずっと一緒にいることではなく，男性でも女性でも，家族であっても家族でなくても，信頼できる養育者や医療者という複数の大人との間に信頼関係を築くことです。

　いろいろな文化社会の子育てをみても，子育ての担い手は複数であることが共通しており，父親，母親，祖父母，叔父，叔母，ベビーシッターなどさまざまです。そういった複数による養育者の環境下で大人との信頼関係が築かれ，子どもたちはエリクソンの主張した自己肯定感を育んでいきます。いうなれば，前述した「自分だって大切な存在だ」とポジティブに感じられる自分への信頼感です。

精神分析家のスピッツ（Spitz R，1887‐1974）も興味深い研究[1]を行いました。彼は当時，乳児院で生後6～12カ月くらいの間にやむなく母親と引き離された赤ちゃんを観察しました。すると，身体的には看護を受けているにもかかわらず，弱々しく泣き続け，長く眠れず，あまりミルクも飲まなくなりました。一種の抑うつ状態になったこの赤ちゃんたちは，さらに周囲に無関心となり，病気にかかりやすく，成長も遅れていきました。乳児院に入る前に，親と良好な関係にあった赤ちゃんほど，そのような状態になったといいます。

　のちにアタッチメントを提唱したボウルビィ（Bowlby J）も，孤児院の子どもたちの観察研究を行ったときに類似の現象を発見しました[2]。戦争で孤児となった子どもたちには精神的な遅れがみられたのです。ボウルビィは，子どもの育ちのなかでいかに大人との愛着関係が重要かを指摘し，「愛着理論」をつくり上げました。

　これらはすべて極端な例のように思えますが，赤ちゃんが基本的信頼感を獲得していくには，すでに基本的信頼感を獲得している大人と愛着関係を築く必要があります。それを原型に，赤ちゃんはほかの子どもともかかわれるようになるのです（**写真3‐1**）。その観点からすると，看護師を含む医療者は基本的信頼感を獲得している大人ということになります。赤ちゃんや子どもとかかわる医療者のメンタルヘルスも重要なのです。

円環する愛着関係

　小児科医のウィニコット（Winnicott DW，1896‐1971）も「ひとりの赤ちゃんというようなものはいない」と述べました。つまり，温かくて丁寧な他者とのかかわりのなかで，赤ちゃんは周囲の人たちを信頼していくといいました。

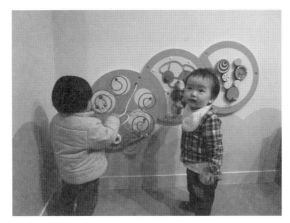

写真 3-1 ● 親の表情を見て友達と遊ぶ

　例えば，母親は子どものおむつを替えたり，授乳したり，寝か
しつけたりしながら，赤ちゃんの合図を読み取り，言葉で応じま
す。母親が，少し荒れた赤ちゃんのお尻を見て，「かゆい？」と
言うように，タオルでやさしく撫でたり，薬を塗ったりします。
このように，母親に素早く一貫して反応してもらえる赤ちゃんは，
世界は安全で頼りになる場所だと信頼するようになります。

　さらに，そのような母子間の温かくて丁寧な関係の心地よさは，
決して親の側の独りよがりな感覚ではありません。その証拠に，
授乳中の母子の身体のなかに起こっている変化を指摘している研
究がいくつもあります。

　母子の身体が密着する授乳は，母親の身体が裸の赤ちゃんを適
度な体温に保ち，母親が授乳をすると，母親と赤ちゃんの脳内に
オキシトシンというホルモンが放出されます。このホルモンは，
意気揚々とした気持ちや，愛情を誘発するための絆をつくるのを
助けます。

　そして，母親のなかに赤ちゃんに対するよりよい感情を引き起

こし，赤ちゃんのなかにもよい感情をもたらします。その結果，母親が授乳により赤ちゃんの空腹を満たし，満たされた赤ちゃんの微笑みを見て，親自身もまた満たされるという円環的な関係が生まれます。これは母親の授乳に限らず，父親の抱っこやあやしでも，親子間に愛着の円環関係が生まれます。赤ちゃんもまた親を満たし，親子関係に貢献しているのです。赤ちゃんが親を癒やす効果は絶大です。この円環関係こそが，家族が調和して過ごしていくもっとも重要な鍵なのです。

　赤ちゃんは，そうやって大人にあやしてもらいながら，不快感を調整してもらいます。そして，すぐに反応してもらえる赤ちゃんは，そのような外的な調整を引き続き期待するようになります。

看護師も愛着対象

　赤ちゃんは一見，受け身に見えますが，実際には積極的に大人との「愛着形成」の反応を誘発しています。入院しても同様です。赤ちゃんは数週間のうちに会話のようなやさしい応答に対して，大人のリズムに合わせてきます。母親や看護師が笑っているとき，赤ちゃんも話し言葉のような音を発します。

　特に，デュシェンヌ・スマイルと呼ばれる柔らかな微笑みを見せるとき，赤ちゃんは母親だけでなく，看護師や医師とも一生懸命に愛着を形成しようとしているのです（**写真3-2**）。赤ちゃんから働きかけられることで，周囲の医療者は愛着対象になっていきます。

　とりわけ看護師は，おむつ替えや清拭などの看護行動と，母親の養育行動とが重なりますから，赤ちゃんからみると看護師は強い愛着関係の対象になります。

　愛着理論は本来，「信頼できる大人」との愛着関係を築くことを指摘しており，愛着の対象は「母親」であるとはいっていません。

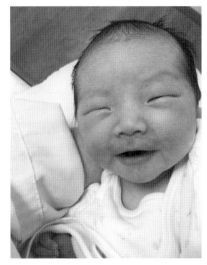

写真3-2 ● 生後4日のデュシェンヌ・
スマイル

家庭では，父親・母親，あるいは祖父母などの家族が，「信頼で
きる大人」の役割を果たします。そして，病院では医療者が「信
頼できる大人」になります。

　医療者の側が「看護師だから」「心理士だから」と専門領域を区
切っても，赤ちゃんはそのようには認識していません。赤ちゃん
は私たち医療者と愛着関係を築こうとしますから，それに応えて
いくことが大切です。

親 も 万 全 で は な い ； 奇 妙 な 平 和

　赤ちゃんからどれほど積極的な働きかけがあっても，大人がそ
れに応答しなければ，赤ちゃんの心身は成長していきません。そ

れにもかかわらず，夫婦によっては，入院治療中の赤ちゃんとのかかわりのなかで，それぞれの親が抱いていた不満を表現してしまうことがあります。

夫婦が対立するとき

　例えば，父親が看護師にミルクを与えてもらうように頼むことを母親に提案するとします。その根底には「俺がミルクを与えると，お前はどうせ与え方が悪いと文句を言ってくるだろう」という不満があるのかもしれません。

　一方の妻は，これまで育児に参加してこなかった夫が看護師にミルクを頼むことで，「わが子が病気になっても育児を放棄するのか」と不快に感じているかもしれません。家で祖母と遊んでいるきょうだいは，口にこそ出しませんが，腹の底では協力し合えない両親の姿に虚しさを覚えているかもしれません。

　こうして，それぞれが割り切れない気持ちを抱えながら，衝突しないように奇妙な平和を保っている家庭があります。そのなかには，夫婦が結婚して間もなかったり，祖父母との関係がまだほとんど確立されていない家庭もあります。家族には，ライフサイクルの観点から大きく分けて，形成期，発展期，収束期の3つの時期が訪れます[3]。赤ちゃんのいる家庭は家族の形成期であり，歴史がまだ浅いのです。

　もともと家族として互いに望ましいかかわりができていない夫婦の不平不満は，入院直後に知り合う看護師に向けられます。この瞬間，夫婦の対立が医療者への不信にすり替えられます。どれほど看護師が誠実に振る舞っても，家族からはネガティブな感情を訴えられ，ナースステーションへのクレームが絶えないという現象さえ起こります。

　これは第2章で示した，夫婦が闘う相手を変えることで心理

的バランスを保とうとする二次的疾病利得です。このような夫婦の場合，子どもの病気は，家族関係を悪化させる引き金になっているのです。子どもが重い病気になると，その子どもへの愛着が過度になり，夫婦間には闘う態勢が充満してしまいます。そうなると，赤ちゃんが泣いたり，微笑んだりする，大人への一生懸命な働きかけは誰の目にも止まらず，家族と看護師の間に緊張関係が生まれます。もし夫婦の心理的な構造を変えられるとするならば，それは夫婦間に愛着関係を回復させることになってきます。

親の付き添いと働き方

　こうして子どもの入院治療がどうしたら難なく進むかという問題は，その夫婦のあり方と密接につながっています。子どもとの愛着をめぐる問題は，もっぱら大人の側を赤ちゃんの愛着対象や発達の関連でみてきましたが，最近は夫婦の関係が重要であるといわれています。

　夫婦での入院付き添いにもっとも影響するのが働き方です（**図3-2**）。かつては，小児がん医療は子どもの命を助けることが最優先でした。右肩上がりだった経済情勢のなかでも，もっぱら父親一人が働いて，母親が長期入院に付き添っていました。付き添い時間の長い母親は，日中の治療や子どもの状態，病棟のスケジュールにすみやかに慣れていきます。一方の父親は，面会時間の制限などからも夜に子どもの顔を見て，週末に面会する人もいます。

　大切なことは，そのような性別役割分業に夫婦で納得しているかどうか，ということです。母親が付き添い，父親は仕事に精を出すという役割分担で納得をしているのであれば，長期間の入院付き添いも続けられるでしょう。

　しかし，母親が「私ばかりが付き添っている」「父親にも，もっ

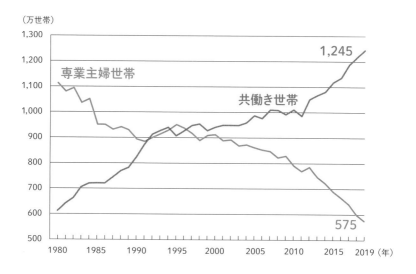

（万世帯）

図3-2 ● 専業主婦世帯と共働き世帯の推移

（厚生労働省「厚生労働白書」，内閣府「男女共同参画白書」，
総務省「労働力調査特別調査」，総務省「労働力調査」．より引用）

と日中の子どものことを知ってほしい」という思いがあれば，父
親とそのことを早めに話し合う必要があります。というのも，父
親は比較的，職場に子どもの病気と入院について伏せたまま働い
ていることがあります。そこには昇進・昇給や仕事の運びに影響
を及ぼしたくないという父親の本音が垣間見えます。

　しかし，父親が仕事を調整しない限り，母親のように一定の時
間，付き添うことはできません。しかも，仕事の調整ができるか
どうかは，これまでの父親の職場における評価や上司との関係に
もかかわってきます。そのため，親が職場での働き方を調整する
前に，就業規則を確認するよう勧めています。実際に時間短縮制
度，介護休暇や有給休暇の取得は，社内の習慣が優先され，法律
と乖離していることがあります。

とはいうものの，万が一，親が病児の付き添いための勤務調整により不利益を被れば，段階的に法的手段によって訴えていくことも視野に入ります。そのとき基準になるのは，社内の習慣ではなく，やはり就業規則や労務管理など証明できるものなのです。勤務調整の前に就業規則を確認してから，上司に相談をし，その内容と結果を記録しておくのです。仮に不利益を被ったときのことを見越して，一手を打っておかなければなりません。

これからは夫婦が共に働く家庭が多くなり，母親が入院付き添いに専念することがあまりできなくなるかもしれません。また，子どもの命が助かるぶん，退院後の子育てや治療にかかる費用を考えると簡単には仕事を辞められなくなります。テレワークによる労働環境も整えられていくため，病院でも親がオンラインで働きながら，子どもに付き添うことも考えられます。

付き添いに専念するリスク

就労中の母親のなかには，仕事を辞めて付き添いに専念したいと考える人もいます。しかし，半年以上の長丁場となる小児がん治療の経過は変化していき，仕事が親の身を助けることもあります。

「今は決めない」という選択

「最大のストレスがかかっているときに重大な決断はしない（させない）」というのがカウンセリングの原則です。筆者は，母親から仕事の相談を受けたときは，可能な場合には保留の選択を勧めています。子どもの状態が好転して，経済的観点からも収入が必要になる場合は，母親の就労が後々になって家計を助けるからです。ほかにも，病院の外に職場の人間関係をもつことで，気分

転換になったり，逃げ道を確保できたりもします。

　確かに有職の母親は多忙であるには違いなく，付き添いのために仕事が十分にできないとか，仕事のために付き添いが十分にできないなどの役割間の葛藤を体験します。それでも忙しさが適度であれば充足感を得られ，子どもの入院治療以外にも課題があることが心理的安定となります。ワークライフバランスが保てれば，有職の母親は付き添いに専念して鬱々と過ごすという負のスパイラルに陥ることなく子どもと向き合えています。

「付き添いだけ」が招く孤立

　仕事の決断を保留にするもう一つの理由は，子どもの付き添いだけに専念していると，母親自身が病棟の雰囲気にのまれ，気が滅入ってしまうからです。乳児は言葉も話せないので，そばにいても母親と乳児だけの閉じられた世界にいるような気分になります。看護師が出入りしていたり，周りにほかの患者・家族がいたとしても，コミュニケーションが生まれなければ，病室の中で孤立感を味わいます。看護師が付き添う母親に声をかけたり，雑談をしたりする役割はとても大きいのです。

　筆者は，短期間でも母親の代わりに付き添った父親をみてきました。ある父親は「付き添いって長く続くと，月曜から金曜まで病院に缶詰でしょ。土日に妻と交代しても，月曜の朝にまた付き添いの5日間が始まるのかと思うと，気が重かった。子どもはかわいいんです。それは変わらないけれど，まだ話せないし。看護師も妻とは話すみたいだけど，誰も自分に話しかける人はいないし。正直，仕事しているほうが楽だった」と言いました。

　父親も「付き添いだけ」という立場に置かれれば，母親のように気が滅入るのです。逆説的ですが，「付き添いだけ」に専念すると，母親でも父親でも孤立を感じるリスクがあるということです。も

ちろん、「自分が仕事をしなくて済むのなら、妻のようにずっと子どもに付き添いたい」という父親もいました。

　気が滅入るのを防ぐ一案は、付き添いを頻繁に交代することと、親がベッドサイドに作業を持ち込むことです。最初は頻繁に交代するのを面倒に感じるかもしれませんが、慣れてくると、短時間で物事を収められるようになってきます。また、ベッドサイドにいながらもオンラインで仕事のメールを整理したりするなど、やるべきことを少しでも進められれば、精神的にも余裕がもてるようになります。ベッドサイドで読む本を持ち込むのもよいでしょう。時代に合わせて、病棟のルールも変えていかざるを得ません。

病室内の人間関係

　病室内の人間関係がうまく機能すると、入院まもない家族の孤立感を緩和することができます。相部屋や大部屋である場合、先に入院している子どもの親が病室の雰囲気をつくっています。先に入院しているだけで、その親子は中心的役割を果たし、あとから入室した親子は周辺的な役割を果たすことになります。新参者が状況を察して、古参者から学ぶという構造を心理学では正統的周辺参加[4]といいます。これは構造的な学習行動のため、入院する家族は誰でも体験します。医療者も例外ではありません。医師や看護師も新人のときは先輩の行動を見よう見まねしているはずです。そして、仕事に慣れてくると、少しずつ中心的な役割を担うようになります。しかし、医療者と患者の正統的周辺参加の決定的な違いは、患者が長く病室にとどまることは、治りにくい病態を表しており、決して望ましい状態ではないということです。医療者は病棟勤務が長くなることで治療や手技に長けていきますが、患者が病棟に長くいて入院生活に慣れるということは一抹の悲哀を含んでいます。

そのことを理解している看護師は，新しく子どもが入院してくるときに「今日からひとり，この部屋に入ります」と病室の家族にあらかじめ声をかけます。次々と人が出入りをして，黙々とベッドや荷物が搬入されて，「誰かが来そうだ」と患者・家族に思わせるよりは，はっきりと事前に周知することにより病室内の心理的抵抗を大きく下げ，準備性をもたせることができます。

入院治療中の「共同育児」

　新しい入院患者が病室内で気さくに話せるほかの家族と出会えれば，入院生活がとても楽になります。親同士，誰かが休憩をとるときは，ほかの親が「みててあげるから」と言って，お互いの子どもを気にかけている病室もあります。入院中の大変な時期に家族間で助け合える関係ができると，子どもが退院してからも情報交換や励ましが続きます。実際に，子どもの治療と重なって，きょうだいの運動会に参加できないとき，先に退院した家族がきょうだいの運動会に行き，応援をしてくれたという話を聞きました。

　ちなみに，家族側は病室内の人間関係を偶然の産物のように感じますが，看護師が人間関係のダイナミズムも勘案して，部屋割りを決めていることがあります。医療者側からは病名を含む個人情報は他言できませんが，患者・家族が病室内で知り合い，交流を深めて，お互いを支えにしていくのは彼らの自由です。小児がん治療は長期にわたるため，医療者が病室のダイナミズムも扱うという高度な配慮も隠れています。

ゆうたくんのおむつ

　0歳のゆうたくんが白血病で入院したばかりのころです。お母さんは心配のあまり，早朝から病室を訪れました。そこで，おむつにさわると湿っていたのに交換されていない，と不憫に思い，看護師長にクレームを出しました。

　担当看護師はその夜，ほかの子どもの緊急対応をしていましたが，ゆうたくんのおむつもきちんと2時間おきに替えていました。ですが，入院まもないゆうたくんのお母さんは，がんになったわが子が不憫でならず，自分の子どもより具合の悪い子どもが病棟にいても視野には入りません。そのため，ゆうたくんがたまたま母親が来る直前に排尿をしていたとしても，看護師がおむつを交換していなかったのではないか，と疑念を抱いてしまいました。

　そこで担当看護師は，おむつを替えたら乳児のベッドサイドに時間を書くようにしました。また，使用予定のおむつを袋から出して母親とその数を確認しておき，一晩ですべて使用したことを見せるようにもしました。母親は数日後，担当看護師に「少し落ち着きました。丁寧にケアしてくださり，ありがとうございます」と言いました。

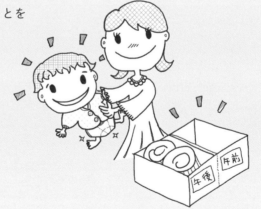

　事例①にみられるように，わが子の入院がまもないころだと母親の視野もまだ狭いですし，病棟の人間関係もわかりませんから，不安や心配が看護師に直接表現されることも少なくありません。看護師を含むコメディカルはそういうことを想定して，親のいろいろな感情に巻き込まれる自覚をもちましょう。

しずかちゃんの母親と祖母

　病室にいる母親の顔色が悪かったので，看護師が事情を聴いてみると，祖母（義理の母）が家事を肩代わりしてくれるというのです。祖母は自分が家事を代行するから，母親には朝早く病院に行って，夜遅くに帰ってくるよう促しているというのです。

　祖母は，母親がずっと付き添っていることが孫にとって一番の薬だと思っていました。そこで看護師は母親を家族休憩室に案内し，和室で2時間休憩させました。

　看護師は父親に，祖母にも治療の緩急を伝えて，母親が家に早く帰れる日をつくったらどうかと提案しました。小児がんの治療は半年から1年の長期間ですが，24時間緊張に満ちているわけではありません。

　そこで，父親が治療の説明を祖母に行い，母親が24時間，孫に付き添わなくても構わない日があることを納得してもらいました。

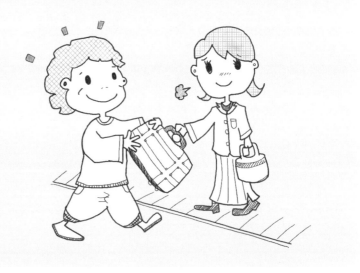

　事例②は，看護師が母親によりよい育児を話題にしたり，母親の祖母に対する不満を傾聴したりするといったことよりも，物理的に休める時間と場所を確保し，母親の体調の回復をめざしました。さらに父親に気づきを促し，母親の負担を減らしました。乳児期にある子どもの母親の疲労は軽視できません。

抱っこが心をつくる

　それでは，看護師は親と赤ちゃんをどのようにつないだらよいのでしょうか。まずは，看護計画のなかに，抱っこの重要性を書き込むことです。それは，基本的信頼感の獲得であり，温かくて丁寧な愛着関係をつくるために重要なのです。

個人として，集団として

　看護師同士で，どうしたら抱っこしやすくできるかを検討します。点滴のルートを調整することや，看護師も抱っこをしたり，赤ちゃんに積極的に声をかけたりしてもよいでしょう。抱っこが重要であることを強調しすぎることはありません。

　ただし，がんの治療中で赤ちゃんの免疫力が下がっているときに抱っこをするのは感染のリスクがあります。手洗いとうがいはもちろんのこと，親に予防接種を受けるよう提案しておくのも準備になります。

　抱っこに限らないのですが，赤ちゃんとのこうしたかかわりは，入院治療の実際上，簡単でないことがあります。しかし，皮膚接触の効果についてもいくつかの研究が進められています。産科領域ではカンガルーケアなどが謳われることがありますが，小児がんの治療を受けている幼児にもタッチケアが有効だと示唆されています[5]。親が子どもを抱っこすると，子どもの症状緩和につながるだけでなく，親として子どもにできることがあると実感することができ，家族の関係性が良好になることも期待されます。しかも，薬を使わずに症状を緩和できるとするならば，親としてはとてもうれしく感じます。

行動の「見える化」

　入院まもなく，親が緊張しているときは，看護師の行動を可視化することが効果的です。事例①のように，母親は部屋の様子や周囲の状況から，自分の不在時に赤ちゃんの受けたケアを推測することが多いので，その判断材料のなかに看護師の行動の形跡を入れておくとよいでしょう。

　さらに，看護師の行動を可視化するメリットは，母親が看護師に抱く期待を確認できることです。母親から暗黙のうちに，かつ漠然と期待されるようなことを減らし，看護師がどのような行動をとれば母親との約束を果たしたことになるのかを話し合って，決めておくことは大切です。

　特に赤ちゃんの母親は，妊娠・出産からまもないため，わが子ががんになったのは自分のせいだと思っていることがあります。「妊娠中にあれを食べたのがよくなかったのではないか」「こういうことをしたのがよくなかったのではないか」などと頭に次々と浮かんできます。

　ついには，「健康に産んでやれなくて申し訳ない」という罪悪感も芽生えてきます。この深い罪悪感は，妊娠と出産を経験した女性特有の感情ということで，母親が父親に話していないこともあります。罪悪感の強い母親は，疲れていても，多少の不便があっても，我慢しようとします。「大変なのは子どもなのだから，私が不調だなんて言ってはいけない」と考える母親もいます。それがかえって身体的に無理をかけることになり，母親が倒れることもあります。実際には多くの母親が，授乳による寝不足や，ホルモンバランスの乱れなどの産後の体調不良を抱えていると推測されます。

　一般の子どもの親と小児がんの子どもの親の睡眠の質を比較すると，一般の子どもの親の23.3％が睡眠に困難がある一方，小

児がんの子どもの親では54.1%が睡眠困難を感じていました[6]。病棟でイライラしたり，攻撃的になっていたりする親のなかには十分に眠れていない人がいると想像されます。

　子どもの付き添いで疲れている親が求めるものは，何にも煩わされずに静かに眠ることです。ですから，子どもの状態が落ち着いているときに，看護師のほうから親に早く帰って睡眠をとることを勧めるのも大きな助けになります。医療者に促されないとなかなか席を立てないのも親の本音です。赤ちゃんだけでなく，母親の体調も気にかけ，先に周囲から助け舟を出すのは重要です。

　このように，すべての環境調整の目的は，赤ちゃんの心と身体を育てることです。親や医療者を含む「信頼できる大人」が，できるだけ温かくて丁寧な抱っこや応答をすると，赤ちゃんは成長していきます。子どもにとって重要なのは，親が仕事との両立を図るか，付き添いに専念するかという問題以上に，2人の親が夫婦として調和した関係にあるということです。夫婦の間で交換日記を行い，日中の子どもの様子を共有したり，母親が携帯電話で子どもの様子を動画撮影して父親に送ることで，付き添っている感覚を分かち合っている夫婦もいました。このような夫婦が治療の合間に外泊すると，家族水入らずで過ごせる何気ない日常にしみじみと感激して病院に帰ってきます。赤ちゃんが治療中であっても，夫婦が「共同育児」をしているという感覚を共有していることが大切なのです。親が少しでも赤ちゃんにリズムよく応答し，赤ちゃんとの基本的信頼感を築いていけるよう，看護師が温かい雰囲気をつくり出すことも大切といえるでしょう。

―――――――――― 文献 ――――――――――

1) Spitz RA : Hospitalism : an inquiry into the genesis of psychiatric conditions in early childhood. Psychoanal Study Child 1 (1) : 53-74, 1945.

2) Bowlby J : Maternal care and mental health : a report prepared on behalf of the World Health Organization as a contribution to the United Nations programme for the welfare of homeless children. World Health Organization, Geneva, 1952.
3) 平木典子, 中釜洋子, 藤田博康, 他：家族の心理；家族への理解を深めるために（ライブラリ実践のための心理学3）. 第2版, サイエンス社, 東京, 2019.
4) Lave J, Wenger E : Situated learning : legitimate peripheral participation. Cambridge Univ Press, Cambridge, 1991.
5) Hu H, Shear D, Thakkar R, et al : Acupressure and therapeutic touch in childhood cancer to promote subjective and intersubjective experiences of well-being during curative treatment. Glob Adv Health Med 8 : 1-12, 2019.
6) Witt WP, Litzelman K, Wisk LE, et al : Stress-mediated quality of life outcomes in parents of childhood cancer and brain tumor survivors : a case-control study. Qual Life Res 19 (7) : 995-1005, 2010.

第 4 章

イヤイヤ幼児には
選手交代
（2歳から3歳）

乳児期（0歳から1歳）にたくさん抱っこや応答的なやりとりをしてもらって，基本的信頼感を確立できた子どもたちは，3歳までに心のなかに「お母さん・お父さん」というイメージをもつようになります。それができると，目の前から親がいなくなっても，心のなかの「お母さん・お父さん」から安心感を補給することで，治療をがんばれるようになります。

本章では，基本的信頼感を獲得した幼児と親がどのように治療を乗り越えていくのかについて理解を深め，その対応をみていきます。

心のなかの「お母さん・お父さん」

本来，乳幼児は親と一緒に寝ています。乳児は身体接触により安心感を得ています。しかし，入院して小児用ベッドに寝かされる場合はひとりで眠らなければなりません。それでも心のなかに「お母さん・お父さん」を思い描けるようになれば，その「お母さん・お父さん」になだめてもらいながら眠りについていきます。朝には早く親が来てくれないかと待ちわびながら，子どもたちは少しずつ病棟にいるほかの人とのかかわりに興味をもち始めます。

母子関係の一歩外へ

幼児は，母子が一体化したような乳児期の母子関係から抜け出し，母親から離れたところで外の世界とかかわることが増えます。入院病棟でも，幼児は母親から離れ，看護師と関係をつくりにいきます。そして，また母親のもとに戻り，再び看護師とかかわりながら，「大丈夫，自分はやっていける」という自信を子どもたちなりに深めていきます。

そして重要な他者のイメージは，医師，看護師，病棟保育士など，子どもとのやりとりにリズムよく応えてくれる，親以外の大人にも広がっていきます。そのようにして，子どもは自分の心のなかに，自分を助けてくれる人たちを住まわせていくのです。

　子どもたちはここぞというときに，心のなかにいるお母さん，お父さん，看護師になだめてもらいながら，治療をがんばります。重要な他者と物理的に離れていても，心はつながっているという感覚が，幼児をたくましくし，入院治療を乗り越えさせていくのです。アタッチメント（愛着関係／くっつく）は，デタッチメント（離れること）ができるようになって初めて完成されます。

　外来の待合室を思い出してみてください。親と安定した愛着関係を築いている幼児は，親を安全基地としてその周りをぐるぐる惑星のように回っています。しばらくすると，幼児は親のもとに戻ってきて，ひとしきり甘えます。親から安心感を補給するやいなや，また離れていきます。離れるといっても，親の目の届く範囲です（**図4-1**）。

「自律性と恥」の発達課題

　看護師も幼児を慰めたり，安心させたりすることはできます。それなのに，なぜ，心のなかの「お母さん・お父さん」は特別なのでしょうか。それは，心のなかの「お母さん・お父さん」は，安心感を補給するだけでなく，見守ったり，叱ったりもするからです。しつけの効果はここにあります。親が目の前からいなくなったときに，幼児自身が自分で行動のコントロールを試みる，自分を律するようになります。これを自律性と呼びます。

　エリクソン（Erikson EH）は，この時期の重要な発達課題は自律性であると強調しています。さらに，彼は恥の感覚が「何でも自分でやりたい」「コントロールしたい」という自律性を強化す

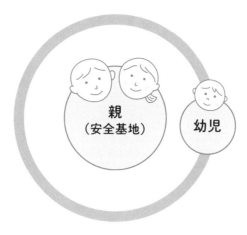

図4-1 ● 親を安全基地とした幼児の動線

ると指摘しています。

　例えば排泄も，自律性と恥の発達課題になります。乳児期には自分がしたいときにおむつのなかで用を足していました。ところが幼児期には決められた場所と時間に排泄をしなければならなくなります。これは幼児にとって，かなり高いハードルです。自分で用が足せれば，自律性を体感できますが，それができなければ恥を感じることになります。恥というのは，誰かに教えられるまでもなく，自分の心の内側でしみじみと体験するものなのです。

　ただし，治療の副作用は幼児のせいではありません。薬の副作用で下痢になるときは，幼児が恥を感じなくてもよいように，本人に治療によるものだということを伝えておきましょう。ほかの副作用も同様です。恥の感覚は学童期の劣等感につながっていきます。副作用の説明を行うというのは，本人と親の同意を得るだけでなく，治療が恥や劣等感に結びつかないように予防するという側面もあるのです。

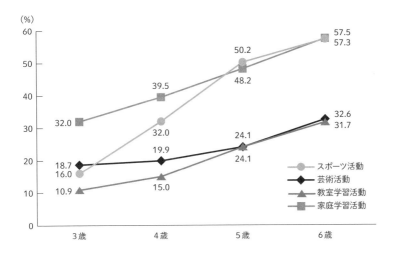

図4-2 ● 幼児のスポーツ・芸術・学習活動の活動率
(ベネッセ教育総合研究所:学校外教育活動に関する調査. 第1回学校外教育活動に関する調査2017. より一部改変)

期待をもってしつけを行う

　幼児の自律性は重要とはいえ，ひとりでに獲得されるものではありません。基本的生活習慣である排泄，衣類の着脱，歯磨きや食事の自律は，親や周りの大人からのしつけによって初めて可能になります。幼児の親は，「将来，こんな大人になってほしい」という漠然とした期待と長期的な展望をもって，しつけを始めていきます。

　2歳や3歳で入院する幼児のなかには，それまで英語を習っていたり，リトミック体操や食育を体験している子どもたちがいます（**図4-2**）。親は早期教育や習いごとが子どもを豊かに成長させると考えています。しかもそうした活動にはお金がかかり，親も時間と体力が必要になってきます。しかし，そのぶん，子どもの将来に対する親の期待は膨らみます。

よりよく育てようと思うがゆえに

　親は単なる個人的な期待から幼児に早期教育を与えているのではありません。企業が高学歴者を求めたために，そのような無言の社会的な期待に応えようとしているのです。

少子良育戦略

　親が高学歴社会に適応しようとするならば，「子どもを少なく産んで，高等教育を修めるまで育てる」という「少子良育戦略」[1]をとることになります。それは地方よりも都市部において顕著であり，入院する幼児が今や一人っ子であることも珍しくありません。

　端的にいえば，「良育」というのは，よい就職ができるように親が子どもに教育で成功を修めさせようとすることです。一方の習いごとや幼児教育も，豊かさや個性を謳いながらも，教育での成功をほのめかしています。要するに，親は少なくとも，わが子が教育で脱落しないことが将来の豊かさを得る必要条件だと考える傾向にあります。この意識のために，がん治療を受けた子どもの親は焦ります。

　さらに，幼児の入院は，子どもの習いごとや早期教育を中断させ，子どもの自律性を促すはずの親のしつけを揺るがします。子どもががんになると，たいていの親のしつけは甘くなります。幼児が病気になる前は，あまりテレビを見せていなかった親も，子どもが退屈しないようにテレビを見せがちになります。大部屋では迷惑をかけまいと，親は幼児に絵本を読み聞かせることも控えます。親は「良育」を挫かれます。それらを補うかのように，日本の医療現場はすでに「少子良育戦略」に引き込まれており，病

棟に保育士を配置し，教員と連携し，保育や教育を提供することにより，子どもが豊かに生きることを体現させます。今や，子どもに長期にわたる治療を行う責任は，そこまでの体制を整えることに拡大されています。

甘くなるしつけと増えるイヤイヤ

病室では家族同士が互いに気を使い，親子で音の出ない遊びをし，ほかの幼児との交流が減っていきます。親だけの見守りのなかでは，子どもが本来もっている他者とかかわる力が育ちにくくなります。

同時に，しつけが甘くなるのは，子どもへの期待値が低くなっていることを表します。英語ができなくても，かけっこが一番でなくても，生きてさえいてくれればそれだけで十分だと，親の欲求はマズロー（Maslow AH）の提唱する5段階欲求説のピラミッドの頂上から一段，また一段と下がっていきます。

親が欲求水準を下げ，しつけを甘くしていることは，幼児にはわかりません。親は幼児の言動に手加減をしたり，大目にみたりしているのですが，幼児は親のそのような変化に構わず，一般児と同じようにイヤイヤ期を迎えます。イヤイヤ期は自律性の表現の一つなのです。幼児のイヤイヤは拒否を表しているときもあれば，自分で行いたいという意思や別なことを考えているという表現のときもあります。ただ言葉がついていかないのです。とはいえ，子どもが着替えや食事と同じように治療もいやがると，親は想像以上に焦りと苛立ちを覚えます。

追いつめられる母親

子どものイヤイヤは母親をいとも簡単に追い詰めます。子どもからの拒絶は親を「つらい治療を受けさせて申し訳ない」という

気持ちと，「どうして言うことを聞いてくれないのよ」という気持ちの板挟みにしてしまいます。幼児はますます治療を拒み，母親は抑えきれないくらいの葛藤に襲われ，子どもを心のなかで見捨てたくなります。

　そして母親が幼児を待たせたり，声に気づかないふりをして，リズムよく応答しないことがあります。すると，子どもは深く傷つき，不安は増大し，結果として，幼児は心理的に落ち着かない，不安定な状態に陥ります。

　一方で母親は，幼児に一瞬でも「勝手にしなさい」という思いをぶつけて，見捨てようとした自分に嫌悪感を覚えるという悪循環に陥ります。母親の焦りは無理からぬことです。母親は皆，自分の苛立ちや不安を自覚しています。

　相手はがんの治療を受けている子どもとはいえ，イヤイヤ期にある幼児です。子どもからの呼びかけに常にリズムよく応答するのは，親といえども並大抵のことではありません。

禁止や制限のリスク

　母親の不安が強くなると，広範囲にわが子の行動をコントロールしようとします。病気のことがあるから「あれダメ」「これダメ」と，幼児期のころから禁止や制限をしてしまうのです。

　一時は幼児を危険から守れるかもしれませんが，子どもはいちいち指摘されると恥の感覚が強まってしまい，自分で判断する力が弱くなってしまいます。また，親は子どもに禁止や制限を課すほうが楽ですが，子ども自身の他者への関心や交渉能力の育ちをそいでしまいます。結果として，子どもは自信をつけるという機会に恵まれなくなります。

　実際に，親の干渉の多い思春期のがん経験者に会うと，外来では子どもが親に距離をとったり，素っ気ない言動をしたりしてい

ます。しかし，いざ意思決定の段階になると，子どもは自分の感覚や判断に自信がもてず，自分の選択の評価を他者に求めなければ不安で仕方ない，という表情をします。年齢を重ねても，幼児期の心理的に依存的な段階にとどまっているようにみえます。これでは将来，経済的な自立に苦労することが予想されます。

　禁止や制限を子どもに多く課す親は，親自身がそれだけ大きな不安を抱えているという証左でもあります。ですから，親の不安を緩めるために，「外出しても大丈夫だった」「園に戻っても大丈夫だった」など少しずつ親に成功体験を積んでもらう必要があります。

親 の 限 界 を 超 え て

　これまで述べてきたような幼児への付き添いの困難は，決して親だけの問題ではありません。イヤイヤ期の子どもに治療を受けるよう促すのは，親のかかわりだけでは限界があります。そのようなときの親子の味方は，やはり看護師なのです。第3章でも述べたように，その入院期間の長さから，小児がん医療の鍵は「共同育児」にあります。

看護師に承認される歓び

　医療者は，子どものしつけをするのは親の役目であり，自分たちはしつけをしない，見守り役のように思いがちです。しかし，子どものほうはそのようにはみていません。看護師はすでに幼児の「褒めてほしい」という欲求を満たす重要な役割を担っています。

　幼児が看護師から褒められる，がんばりを認めてもらえる効果

は絶大です。看護師に薬が飲めたことを褒められたいと楽しみに待っている子どももいます。看護師にもっと褒められるように治療をがんばりたいと思っている子どももいます。

また，看護師の入室も生活の質（QOL）を上げる介入になります。看護師に認められたいという子どもの欲求をうまく利用すれば，母親の不安に対する予防的介入もできます。例えば，看護師による投薬のための入室は，イヤイヤ期の幼児とイライラする母親の間に物理的に割って入り，母子の衝突を避けたり，関係をよりよくしたりする役割を果たせます。

グループプログラムの意義

第3章では付き添う親の孤立，本章では親のかかわりの限界について述べましたが，ほかの国ではどうなのでしょうか。米国において小児がんを治療する小児病院には，子どもの入院中に親を教育していくカウンセリングやプログラムが数多く用意されています。付き添う親は結構忙しいのです。子どもの入院中に親を教育し，退院後の戦術までを身につけさせてしまうのは，病院を離れてからの生活の問題を予防するためにも理にかなっているといえます。

筆者も小児がん病棟にいたころは，毎週午後，親のための会を開催していました。最初は雑談をする会だったのですが，しばらくすると多職種によるオムニバス形式のセミナーも行うようになりました。看護師による「子どもの薬の飲ませ方」，医師による「血液データの見方」，ソーシャルワーカーによる「社会助成について」，心理士による「ストレスマネジメント」など興味深い講座が目白押しでした。子どもの入院期間も長く，親が病棟にいるという状況を利用したグループ手法でした。

これらの企画の立案は，現場の医師たちが口々に筆者に同じこ

とを話したことがきっかけでした。筆者は放射線科医に「毎回同じ話をしているから，何かDVDか教材をつくって，あらかじめ親に知らせておいてほしいんだよね」といわれました。親からすれば，放射線の線量がGy（グレイ）という単位であることも知らないのですが，放射線科医の話は子どもの状態の説明があり，「今回は18Gyの線量を予定しています」などと始まることも珍しくありません。

腫瘍科医には，「親には中学の生物の教科書レベルで知識を確認しておいたほうがいいかもしれない」といわれました。筆者はさっそく中学校の生物の教科書を購入し，親用にテキストを手作りしたことを覚えています。医師はそれを用いてセミナーを行ってくれました。要するに，医師らが親に個別の話を行う前に，親には基本的な前提を勉強しておいてほしいというのです。そのためのグループプログラムは，医療者と親の双方から高く評価されました。日本は長期入院で治療を行うからこそ，ほかの患者・家族とグループで学び合っていく形態の意義は非常に大きいと考えます。

ほかにも米国のボストン小児病院では，親の運動プログラムが用意されています。例えば，看護師がマネジメントしている家族健康プログラム（**表4-1**）では，毎日，ヨガやレイキなど親が身体を動かします。米国では，子どものがん治療を進めるうえで，子どもを支える親の身体的健康も重要であると考えています。日本にも，毎朝，子どもたちが廊下に出てラジオ体操をしたり，栄養士による食育プログラムを提供する病棟があります。

表4-1 ● ボストン小児病院の家族健康プログラムのスケジュール

月曜日（毎）
- 瞑想 8:00 〜 8:20，20分間のグループセッション　於：チャペル内
- レイキ 9:00 〜 12:00 ／ 17:00 〜 19:00，30分間のプライベートセッション
- ヨ ガ 14:00 〜 15:00，1時間のグループクラス

火曜日（毎）
- マッサージ 12:00 〜 16:30，30分間のプライベートセッション
- レイキ 11:00 〜 12:30 ／ 17:00 〜 19:00，30分間のプライベートセッション
- ズンバ 15:00 〜 16:00，1時間のグループクラス

水曜日（毎）
- 瞑想 8:00 〜 8:20，20分間のグループセッション　於：チャペル内
- マッサージ 14:30 〜 16:30，30分間のプライベートセッション
- レイキ 9:00 〜 12:00，30分間のプライベートセッション
- ヨ ガ 14:00 〜 15:00，1時間のグループクラス

木曜日（毎）
- レイキ 11:00 〜 14:00 ／ 15:00 〜 16:00，30分間のプライベートセッション
- チェアヨガ 14:00 〜 15:00，1時間のグループクラス
- ヨ ガ 19:00 〜 20:00，1時間のグループクラス

金曜日（毎）
- マッサージ 15:00 〜 18:00，30分間のプライベートセッション
- レイキ 12:00 〜 15:00，30分間のプライベートセッション

土曜日（第2）
- レイキ 11:00 〜 13:00，30分間のプライベートセッション

日曜日（毎）
- レイキ 11:00 〜 14:00，30分間のプライベートセッション

アクティビティは，明記されていない限り，家族向けの Hale ファミリーセンターで開催されます。
予約の予定や詳細についてはお電話ください。

事例
3

「イヤイヤ」と言うしょうえいくん

　3歳のしょうえいくんは神経芽腫という病気で入院することになり，最大のストレスがかかっていました。

　しょうえいくんは薬を飲むのを「イヤイヤ！」と拒否しています。母親の表情はみるみる険しくなり，ベッド周りのカーテンを閉めようとしました。そのとき，看護師が「おはようございます」と明るく入室してきました。

　看護師は，「お母さん，ちょっと外してもらえますか」と声をかけました。続けて，しょうえいくんに「このお薬を飲んだら，アンパンマンのシール，もらえるんだって。今はお薬がいやなら，私からお母さんにこれを渡そう。お母さん，きっと喜ぶと思うよ」と言いました。すると，しょうえいくんは，がんばって薬を飲みました。看護師は「飲めたね！えらいね！」と頭を撫でて，「はい，約束のシール。お母さんを呼んでくるね」と退室しました。

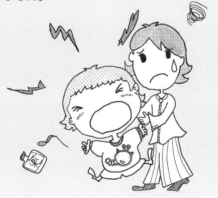

　子どものイヤイヤが始まったら，人かモノか時間を変えるのはおすすめです。事例③では，母親に対してイヤイヤが始まりましたが，看護師と交代することで，幼児の態度も軟化しました。

　そして，看護師に見守られて幼児が治療をがんばり，自信が増していくと，母親が多少不機嫌であったり，イライラしていたりしても，幼児なりに水に流すことができるようになります。幼児と看護師が愛着関係を深めることは母親の不安を軽減し，結果的に母子関係を安定させるのです。

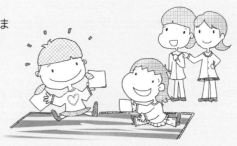

事例
4

さくらちゃんのヨコに座る楽しみ

　2歳半で入院してきたまなみちゃんは，しばらくは母親にべったりでした。そこで看護師が保育士に相談し，3歳のさくらちゃんとプレイルームで集団保育を行うことにしました。2人ともまだ上手におしゃべりができません。

　しかし保育士が折り紙を渡すと，まなみちゃんが「ジュジュジュ」と言って折り紙をつかみ，さくらちゃんはひらひらさせます。まなみちゃんがパッと右手を出して，さくらちゃんの折り紙をさわろうとしたり，さくらちゃんがそれを取り戻し損ねたりします。そういう微笑ましい様子を見ながら，まなみちゃんとさくらちゃんの母親同士にも交流が生まれます。

　保育士が2人の遊びを橋渡ししながらも，まなみちゃんとさくらちゃんは2人並んで何やら通じ合っているような雰囲気を醸し出します。保育士は，病室のベッド上では決して体験できない，友達とヨコに並んで遊ぶという時間をたっぷりととるようにしていました。

　この時期の子どもは，ほかの子どもに対して非常に強い好奇心をもっており，自分と同じような年齢の子どもに対しては特に高い関心を寄せています。そして，自分と同じような年齢の子どもと交流をしたいと思っています。

　成人は人と対面して，その表情を読み取りながらコミュニケーションをとることを好みます。一方，2～3歳児の交流は，言葉のコミュニケーション以前の段階で，ヨコに並んで座る並行遊びを好みます。相手にすぐ手が届くし，相手の行動をまねることも容易です。保育士による集団保育は，子ども同士の好奇心や関心を満たし，他者とどう付き合うかという体験をさせてくれます。

　同時に，同年代の子どもをもつ親同士が知り合うきっかけにもなります。病室が違えば声をかける機会もない親同士が，保育の時間に交流を深めることも多々あります。集団保育は，親だけでイヤイヤ期の子どもを抱えこまなくてよいような予防的介入にもなっています。

退院後はダブルリソースで！

　これまで入院治療中の他者とのかかわりが幼児にとってどれほど重要か，について説明してきました。しかし，幼児へのかかわりがもっと大事なのは，実は退院後なのです。退院後に，ほかのきょうだいや近所の友達と遊べることは，幼児に生き生きとした時間を与えます。

退院後の閉ざされた生活

　親は，子どもが入院するときは，「早く退院できるように」と願いながら，いざ退院が目の前に迫ってくると，退院後の家での生活が心配になり，もう少し入院していたいと思います。親は病棟での人間関係が恋しくなり，家に帰ると孤立するに違いないと不安を覚えます。しかし，医師は子どもが心身ともに退院可能な状態にあると判断しているのですから，そのタイミングで退院するのがベストです。

　そうと決まれば退院の準備です。筆者は退院前のカウンセリングでは，退院の本来の目的に立ち返ります。退院は，家に帰っておとなしく過ごしてください，ということではないのです。これから社会に戻って，子どもと親が自分で生きていく力を蓄えなければなりません。入院病棟は次の治療をする親子を迎えます。病棟に長くいても，社会で生きていく力はつきません。そう考えると，やはり予定どおりに退院すべきなのです。そして，親は各自治体の子育て支援や児童発達支援センターに連絡して，親子で可能な範囲で社会活動に参加していくのが望ましいのです。自分から社会にアクセスしないと，望むような機会は得られません。

　そのような振り返りや作戦を立てずに退院すると，親は感染や

事故のリスクを恐れるあまり，子どもを家から一歩も外に出さないことがあります。そのうえ，通常の地域の定期検診も，がんの治療を行った担当医に依頼してしまい，結果として，地域の資源から孤立して生活していることがあります。しかも，そのように生活していても誰も何も言いません。そして，子どもが就学や就職の岐路に立たされたときに初めて，進学先がない，就職先がない，という事態に見舞われるのです。

　筆者の聞いた話ですが，民生委員が家庭訪問をすると，18歳になっても文字も書けずに家で過ごしていた小児がん経験者が見つかりました。退院後に親は子どもを心配するあまり，小学校にも中学校にも行かせなかったそうです。

事情を知らない人たちの間で生きていく

　あるとき，子どもの退院を知った知り合いや近所から，望まない「快気祝い」が届きます。親は再発の不安もあるので，退院を手放しで喜べないのですが，返礼をすべきか迷います。これは，社会に戻るときの象徴的な出来事です。退院するとは，そのように事情を知らない，病院の外の人たちと一緒に生活していくということです。

　日本は社会的儀礼も多いため，社会に戻る準備ができないまま退院すると，親は事情を知らない人たちの言動にいちいち傷ついたり，反感を覚えたりして躓きやすくなります。隣近所が顔見知りの地域ほど息苦しくなるかもしれません。そのため，社会とのかかわりを避けて閉じた生活を送ろうとする家族も出てきます。しかし，病気を経験した側が社会からひきこもってしまうと，社会資源を活用して未来を拓いていくことが難しくなります。

　ですから，事情を知らない人たちとどう付き合っていくかはあらかじめ決めておいて，子どもの育ちをどう支えていくかという

もっと大切なことに時間を割く必要があります。筆者は退院前の
カウンセリングで，親と一緒に「逃げる・ごまかす・はぐらかす」
練習もしていました。練習すれば，とっさの返答の瞬発力を身に
つけることができます。望まない快気祝いも通過儀礼と割り切れ
ば，傷ついている暇はありません。家族で生活をする本来の目的
は，子育てです。親以外に，子育ての責任をとれる人はいません。

　きょうだいにも練習をすることがあります。同級生の親がさり
げなく近づいてきて，「お兄ちゃん，最近見かけないけど，どう
したの？」や，近所の人が「どういう名前の病気？」と聞いてくる
ことがあります。きょうだいは一生懸命に答えようとするのです
が，空回りをして静かに傷つきます。そうならないように，きっ
ぱりと「僕にはわからないので，お母さんに聞いてください」と
答える練習をします。親子でセリフを決めておくと，とても気が
楽になります。

　一部の母親は正直に事情を話せば，世間が助けてくれると期待
しています。しかしそれは，いとも簡単に裏切られます。なぜな
ら世間からすれば，一方的に事情を打ち明けられて，暗に権利や
配慮を強引に要求しているようにしかみえない場合もあるからで
す。

　第2章で，人は仲間と生きていくという話をしました。事情を
知らせるというのは，SNSでいうところの「仲間申請」をすると
いうことです。でも，相手が仲間になりたいと思っていないのに
事情を知らされ，「事情を知ったあなたは仲間です」と申請され
ると，その人は遠ざかっていきます。事情というものに巻き込ま
れたくないからです。事情を知らせて仲間になるべき人と，事情
を知らせないでそばにいてもらう人の両者が大切です。

相談機能を地域にもつ

　筆者は親に，退院後すみやかに児童発達支援センターに電話で相談するように勧めています。親には「今は心配ないのですが，退院したばかりで不安です」という主訴でも構わないと言っています。そして，児童発達支援センターと親が協力して「個別の支援計画」を作成します。

　この計画書こそが，専門家による支援会議において，子どもに地域資源を分配する一つの判断材料になります。万が一，晩期合併症を発症したときにも，この計画書をもとに各支援機関にすみやかにつないでもらえるというメリットがあります。

　筆者の実感としては，晩期合併症が発症していなくても，児童発達支援センターのプログラムを受けた病後児は，心身の能力が伸びていったという印象をもっています。全日通園の週5日でなくとも，週1〜2日のデイケアでも十分な効果を期待できます。家で親子のみで過ごさずに，退院後から支援プログラムを受けることはお勧めです。晩期合併症の発症がみられてから対応するのではなく，日頃から子どもの成長・発達を促し，不調を予防していくことは大切だと考えています。

　加えて，保育園・幼稚園や児童発達支援センターは地域の親子の相談機能を担っているので，子育て支援のサービスを受けたり，情報を得たり，手続きを進めたりしやすくなります。また，同年代の子どもと遊ぶ機会も増えます。小学校の就学前相談も円滑に進められます。

　就学してからも，幼児期からの支援を引き継ぐことができるのです。晩期合併症のリスクを考えても，病院と保育園・幼稚園や児童発達支援センターのダブルリソースで子どもを育てていくのは効果的です（**図4-3**）。退院後の外来では，ぜひ親に自治体の健康診断や地域資源を活用することを勧めましょう。

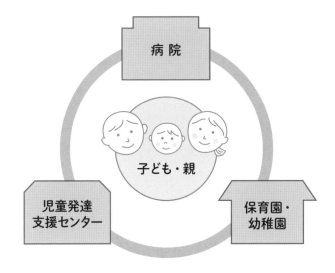

図4-3 ● 病院と地域連携のイメージ

子ども・子育て支援新制度における「応諾義務」

　治療後の子どもが保育園・幼稚園に入れるのかを心配する親が
います。この懸念に対応するためには，2015年4月から開始し
た子ども・子育て支援新制度を理解しておく必要があります（**図
4-4**）。子ども・子育て支援新制度は，幼児期の学校教育や保育，
地域の子育て支援の量の拡充や質の向上を推進するためにつくら
れました。

　そこでは，「子どもの最善の利益」が実現される社会をめざすと
いう考え方を基本とします。そして，「障害，疾病，虐待，貧困
など社会的な支援の必要性が高い子どもやその家族を含め，全て
の子どもや子育て家庭を対象とし，一人一人の子どもの健やかな
育ちを等しく保障することを目指す」とあります。

　つまり，小児がん経験者に「障害」や「疾病」があるとみなされ
る場合は，おのずと社会的な支援の必要性が高いとの認識を法的

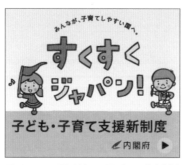

図4-4 ● 子ども・子育て支援新
制度のロゴマーク

に認めているわけです。しかも，同じように支援の必要性が高い
とみなされるのは，虐待や貧困にある子どもです。そして，冒頭
の病後児が入園できるか否かの不安については，新制度下におけ
る施設側の「応諾義務」が関係してきます。

　新制度下において，施設の利用の申し込みがあったときは，「正
当な理由」がある場合を除き，施設の側は入園を断ることができ
ない「応諾義務」が課されています。ここでいう「正当な理由」と
は大きく次の3つに分類されます。

　①定員に空きがない場合

　②定員を上回る利用の申し込みがあった場合（要選考）

　③その他特別な事情がある場合

　上記「③その他特別な事情がある場合」とは主に，特別な支援
が必要な場合や，越境して遠い距離を通う場合，滞納が発生する
可能性がある場合などの事例が想定されています。

　治療を経験した子どもは，この③に該当することがあるのです。
施設の受け入れ能力や職員の体制などにより責任をもった受け入
れが困難であれば，「正当な理由」ありとして，施設は病後児の
入園申し込みを拒める場合があります。しかし，応諾が義務化さ

れている以上，基本的には施設側に病後児を受け入れる方針で動くよう示唆されています。義務というのは重いのです。

　つまり，ここでのポイントは，病後児は施設が提供できる配慮によって保育園・幼稚園で無事に過ごせることを文書により証明することです。医療側はこのような新制度と施設側の「応諾義務」を理解したうえで意見書を作成し，子どもの入園を支援することができます。

　ただし，それでも拒まれた場合は，以下の適用になります。

　「特定教育・保育施設は，利用申込者に係る支給認定子どもに対し自ら適切な教育・保育を提供することが困難である場合は，適切な特定教育・保育施設又は特定地域型保育事業を紹介する等の適切な措置を速やかに講じなければならない（内閣府令第39号第6条第5項）」

　親は，ほかに施設を紹介してもらうと同時に，自治体の保育課や障害者支援課，保健センターにも相談するとよいでしょう。というのも，子どもが未就学のときは，自治体はどこに困っている子どもがいるのかを把握することができません。こうして各所に相談しておくだけでも，就学相談時にその記録を役立てることができます。

　このように，幼児はイヤイヤ期を迎え，治療もいやがります。しかし，心のなかには「お母さん・お父さん」のイメージができつつあり，目の前に両親がいなくても少しは我慢できるようになります。そのため，このころから親は期待をもってしつけを始めますが，入院中はしつけが甘くなってしまいます。しかし子どもは親だけではなく，病院の人間関係のなかで育ちます。看護師に褒められたり，励まされたりして，自分でもやってみようと自律を試みます。病棟全体でプログラムに取り組むことも有意義でし

ょう。

　退院後は，地域の人間関係のなかで育つように，児童発達支援センターやほかの子育て支援を活用しながら，親子は事情を知らない人たちの間でもうまく生活していく必要があります。地域に子どもを受け入れてもらうためには，医療者も子どもの人生設計に活用できる各種法令を知っておかなければなりません。なぜなら，それこそが事情を知らない人たちに子どもを受け入れてもらう根拠になるからです。

――――――――――――― 文　献 ―――――――――――

1) 柏木惠子：子どもが育つ条件；家族心理学から考える（岩波新書）. 岩波書店, 東京, 2008.

第 5 章

男の子らしさと女の子らしさ

（4歳から6歳）

赤ちゃんは言葉の通じない，感覚的な世界に生きています。それが3歳ぐらいまでには要求を言葉で表現できるようになり，見た目も男の子か女の子かがわかるようになります。そして，5歳ごろまでには生活言語の基礎ができあがり，具体的な世界に生きていくことになります。

子どもらしさが裏目に出るとき

小児がんは幼少期に発症する種類が多いので，病棟でも幼児を多く見かけます。特に急性リンパ性白血病（ALL）は3歳児，まさに幼児期の発症がほとんどです（**図5-1**）。

幼児期の3歳とはどのような年齢かというと，ちょうど自分が

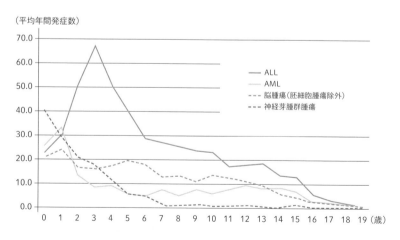

図5-1 ● 小児がんの発症年齢分布

（瀧本哲也：疫学. 日本小児血液・がん学会・編, 小児血液・腫瘍学, 診断と治療社, 東京, 2015, pp61-63. より一部引用）

男の子なのか，女の子なのかがわかるようになります。そして，自分と同性の親の振る舞いをまねて，男の子らしさや女の子らしさを身につけていきます。

大人の振る舞いをまねる余裕

　子どもたちは，病院にいれば医師，保育園にいれば保育士，お店にいれば店員のまねをします。レジを打つまねや「いらっしゃいませ」という掛け声もだせます。こうして子どもたちは，社会性を身につけていきます。社会性とは自分で考えて発揮できるものではなく，ほかの人の行動をまねるところから習得されていきます。子どもによる"まねっこごっこ"は，正常な心の発達が遂げられている証拠なのです。

　しかし，病院に面会に来たある祖母が「ままごとではなく，お医者さんごっこをするとは…。普通の子と違って，かわいそうに」と言いました。これはかわいそうなエピソードではありません。心理的発達の観点からすれば，周りを観察し，まねる余裕がでるほど子どもが環境に慣れ始めた，と判断されます。子どもに余裕がでてくると，家族も含めてリズムよく治療を受けられるようになります。

　また，男の子らしさ，女の子らしさは遊びにも影響します。女の子は入院中であっても手芸やおしゃべりを母親と楽しむことができますが，男の子や父親は得意な身体（運動）遊びを制限されてしまいます。入院中は男の子も，父親も，なじみの薄い室内遊びに面白さを見いだす必要があります。病棟保育士は男の子の室内遊びも経験豊かですから，ぜひ力を借りましょう。

　さらに3歳以降の模倣は，人格形成にとっても重要です。例えば，保育士がごっこ遊びやルールのあるゲームを行い，同じクラスの子ども同士を遊ばせるとします。子どもたちは，保育士や友

達の振る舞いをまねたり，ルールを理解して遊ぼうとします。子どもの模倣の発達は，単なる振る舞いのまねを指しているのではありません。相手の振る舞いをまねて，そこから相手の感情をなぞり，相手からの世界の見え方を想像する社会性が育っていきます。脳内のミラーニューロンと呼ばれる細胞がまねを可能にすると推定されています。

しかし何度まねても，ほかの子どもと同じルールを課しても，皆と同じようにできずに残る独自の部分がその子どもの個性となっていきます。その子どもの本来の性質として表れてくるのです。このようにして，幼児の個性は，集団保育によって培われていきます。子どもの発達にとって，病棟で集団保育を受けることも，退院後に登園することもとても貴重な機会なのです。看護計画のなかで，幼児が保育を受けられるように積極的に調整しましょう。

父親の変化

幼児期後半の家族関係のなかでも，とりわけ夫婦が，お互いのケアやきょうだいのケアが手薄になっていないかに注意を払うことが大切です。それは，幼児の言葉や振る舞いがはっきりしてくるにつれて，家族のバランスが変化していくからです。診断後，数週間から1カ月の間に夫婦関係は変わっていきます[1]。

家族のなかでもっとも変化をするのは，父親です。感覚的な乳児期の子育ては母親に頼りっきりだった父親も，子どもが幼児期になると，かけっこをしたりして一緒に楽しむことができます。しかし子どもが入院すると，父親は再びかかわり方を模索しなければなりません。

また親は，子どもから引き止められるとベッドサイドに長居して，入院中の子どもと付き添う親ばかりが親密になり，ほかの家族メンバーが疎外されやすくなります。入院前に祖父母の世話や

介護をしていた母親も，そこまで手が回らなくなります。そのようなときに，父親の機転が利けば，家族の食事を用意したり，洗濯をしたりと家事を担うようになります。しかし，父親が変化せず，経済的にも恵まれず，子どもの治療の負担が大きく，ネガティブな出来事が起こる夫婦は，時間経過とともに生活への適応度が低下していきます[2]。不和が累積し，夫婦関係が破綻していくのです。

父親の関与の重要性

　日本ではまだ一般に，母親が育児と家事を行い，父親は補佐的な立場で子どもの遊び相手をしているイメージがあります。これまでの研究も，このステレオタイプに準じて，父親と母親の育児の方法は性差による違いだと考えられていました。

　そこに，主たる養育者である父親と，補佐的な父親（主たる養育者は別にいる）を区別して，子どもとのかかわりを比較した研究[3]が報告されました。その結果，主たる養育者である母親と，主たる養育者である父親は，発声と表情が酷似していました。両者とも高い音域で話しかけ，しかめ面をしたり，微笑んだり，声を出して笑うという行動が似ていました。

　生物学的なアプローチにおいても興味深いことがわかりました。子育てには欠かせない，情動の処理をする脳の皮質下の辺縁系と，社会的理解にかかわる皮質回路という2つの神経回路について調べた研究[4]があります。そこでも，第一養育者が父親であれ，母親であれ，子どもとの同調得点は有意に高くなりました。親子間でのやりとりが円滑なのです。一方，補佐的な父親の同調得点は低くなりました（**図5-2**）。つまり，第一養育者として父親も育児経験を積めば，神経心理学的にも子どもの養育への感受性が高まるというのです。父親に第一養育者の責任を任せれば，

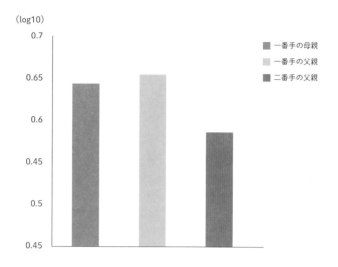

(log10)

図5-2 ● 親子の同調得点を対数変換した平均水準

〔Abraham E, Hendler T, Shapira-Lichter I, et al：Father's brain is sensitive to childcare experiences. Psychol Cog Sci 111（27）：9792-9797, 2014. より引用〕

いくらでも子育てに熟達していきます。母親だから育児ができて，父親だから育児ができないという仮説は崩されました。

　入院の早期に，母親が不調をきたしたときのためにも，子どもへのケアを父親も習得しておいたほうがよいことを示唆したうえで，父親が関与するか否かを夫婦に尋ねてみましょう。最近の夫婦は「共同育児」を経験しているので，父親のケア参加はすんなりと進むことが増えてきています。意外と，小児医療の現場が一番「母性神話」の信仰（子どもは母親に育てられるべき）が強いのかもしれません。

娘におもちゃを買い与えすぎる父親

　5歳のめぐみちゃんは，仕事帰りに父親がお見舞いに来てくれるのをとても楽しみにしていました。娘が入院して初めて，父親は一緒に過ごす時間が増え，彼女の上手なおしゃべりに惹き込まれました。そして，父親は面会のたびにおもちゃを買ってきました。母親はそのような父親の態度を望まず，家では父親と母親がよくけんかをしていました。父親は娘を喜ばせる役割を果たしていると考えているのに，母親は「自分だけが負担が大きい」と言います。

　あるとき，看護師が父親に「お母さんも，"お父さんのように遊んでみたい"と言っていましたよ」と声をかけました。母親は病院にいても，家にいても家族のケアばかりで，子どもと遊ぶ時間がなかったのです。父親が子どもと遊ぶ時間がもてるのは，母親が家事も育児も一手に引き受けているからだと気づきました。翌日，父親は少し早く家に帰り，夕飯の支度をしました。母親はとても喜びました。

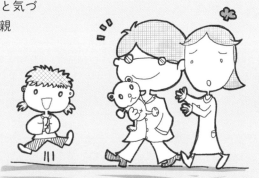

　保育園・幼稚園や小児医療の現場は，母親を第一養育者とみなします。看護師も父親が付き添っているのをみると，母親と交代するまで待ち，母親が来てから母親に身体ケアの方法を教えることがあります。もちろん，そのようにしてほしい夫婦もいるでしょう。しかし，社会が養育行動のすべてを母親に負わせると，母親はいずれストレスに耐え切れなくなるリスクが高まります。一方，母親が世話やケアを一手に引き受けてくれるので，父親は付き添ってはいるものの，子どもの遊び相手しか担わなくてよくなります。これが逆であれば，母親も遊び相手に徹することでしょう。父親にも子どものケアや家事にかかわってもらうことが母親の負担を減らす一つの方法です。

5

男の子らしさと女の子らしさ（4歳から6歳）

不安を小さく，関係をよりよく

この時期の夫婦関係のよさは母親と父親のメンタルヘルスによいだけでなく，子どもは両親との良好な関係を通して，心配が少ないまま手術を受けられたり，自分にとってのルールや医療的ケアを楽に身につけたりすることができるようになります。

結婚生活は初めが肝心；6年目の危機

夫婦関係の調和が子どもの心理的安定にとって重要であることは第4章で述べました。子どもが治療を受けるとなれば，なおさらです。しかし日本の夫婦関係は，年を経るごとに夫は満足を，妻は不満足を感じ，両者の間に大きな開きが生じていくという研究結果（**図5-3**）があります。夫の満足度は結婚後ますます上がっていくのですが，妻の場合は6年目を過ぎたあたりから下が

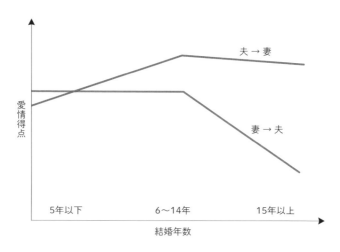

図5-3 ● 夫婦間の愛情の推移

〔菅原ますみ，小泉智恵，託摩紀子，他：夫婦間の愛情関係に関する研究（1）～（3）．日本発達心理学会第8回発表論文集，1997．より引用〕

っていくのです。

　この満足度のずれの解釈は，やはり父親が乳幼児期の子育てに参加し，母親を助けたかどうかが反映されていると考えられています。つまり，一番大変な乳幼児期の子育てを助けてくれなかった父親に対して，母親は6年の間に信頼感が薄れ，愛情が質を変えて低下し，その先の夫婦生活に大きく長く影響し続けるのです。

　子どもが病気でなくとも，「共同育児」が夫婦関係の調和を決定づけるのであれば，病児のケアはなおさらです。このことを裏づけるように，夫が家事や育児に参加すると夫婦関係の満足度が上がるという研究は多方面でみられます。子どもの入院中に夫婦が協力できると，退院後の夫婦関係はそれまでよりも強く，満足のいくものに変わっていきます[1]。

母親による子どもの独占

　もし父親が入院時期の付き添いや積極的育児参加をしなかったとしたら，どうなるのでしょうか。母親は，父親を何もしてくれなかったと見限り，一切頼りにしなくなるでしょう。母親はすべての力を入院中の子どもに捧げて，治療を乗り切ろうとします。子どもと言葉でやりとりができるようになると，母親は子どもに対して独占的になり，極端な判断や過剰な制限をしてしまうこともあります。

　付き添い時間の長い母親ほど，ほかの子どもの親の夫婦関係を観察しています。そして，自分の夫と他人の夫を比べては，他人の夫のほうが「共同育児」をしているように羨ましく見えます。

　さらに，母親が泊まり込むような遠方からの入院は，夫婦不和のリスクを高めます。夫婦間のコミュニケーションがメールや電話になってしまうため，誤解や無理解が生じやすくなるからです[5]。ストレスが高まると，相手を思いやるというような感受性

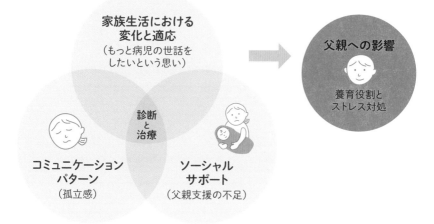

図5-4 ● がんの子どもをもつ父親に与える影響

〔Brody AC, Simmons LA：Family resiliency during childhood cancer：the father's perspective. J Pediatr Oncol Nurs 24（3）：152-165, 2007. を参考に作成〕

は低くなるので，相手を攻撃してしまいます。

　そのような母親の鬱積した気持ちを解消し，建設的な検討をするために，筆者は週1回，母親グループと称して，医師の協力を仰いで病気や治療の勉強会や，病棟を装飾する会などを開催していました。同じ病棟にいても案外，親同士は言葉を交わす機会がありません。何かの作業をしながら，感情を分かち合うのも心理的支援になります。小さな集まりを数多く開催することで親同士の交流を促し，互いの励みにしてもらいます。お互いを知るほどに，隣の芝生は青くないとわかり，今ある状況でどうしたらよりよくなるかを考えていきます。

　ある研究[1]では，父親がもっと病児の世話をしたいと思っていることや，孤立感を抱えていること，父親支援がないことの指摘がなされています（図5-4）。わが国でも，仕事帰りの遅い時間に父親の会を開いている病院もあります。病児ケアに父親を積極的に巻き込んでいくことが家族の支援にもつながっていきます。

ひろしくんのチョコレート

　あるとき，4歳のひろしくんの母親が看護師に，「生検もカテーテル挿入も腫瘍摘出手術も，どうやってひろしに説明したらいいですかね」と相談しました。そこで，医師が「おなかのなかにいるバイキンマンをやっつけるから，先生におなかの中をみせてね」と話すと，親の心配をよそに，ひろしくんはあっさりと納得しました。

　ひろしくんの心配は，手術よりもその前の絶食と浣腸にありました。そこで医師は，「手術前に何を食べたい？」とひろしくんに尋ねました。するとひろしくんは「チョコレートが食べたい」と言いました。

　手術の当日の朝，母親が売店でチョコレートを買ってくると，ひろしくんは大喜びでチョコレートを頬張っていました。

　母親と父親の関係は良好で，手術中に，ひろしくんの荷物を大部屋から個室に移動するときも，看護師と雑談しながら，雰囲気が暗くならないように努めていました。ひろしくんが手術から戻ってきても親の不安や緊張が伝わらないようにと夫婦でよく話し合い，いつも通りに振る舞っていました。

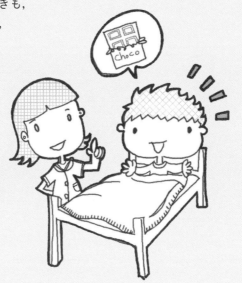

　子どもは大人と違って，意外なことに心配を感じていることがあります。
　事例⑥にあるひろしくんの両親は，できるだけいつもどおりに振る舞うことで，無事に手術を乗り切りました。夫婦の協力体制が子どもを安心させます。

「心配を預かる」というカウンセリング

　夫婦関係が良好なのは大切ですが，親だけで心配を抱え込めなくなるときもあります。筆者は，「心配する時間」というカウンセリングを行っていました。もちろん，心配の内容によっては，医師や看護師に相談して，解決策を提示します。そして，解決策のないものに関しては，筆者が預かるのですが，それでも次回の面談時には本人が忘れているか，状況が変わっているかのどちらかでした。

　しかし，誰にも心配を話さないで，不安が形を変えて，「こうしなさい」「ああしなさい」と子どもを厳しく律するようになる親もいます。そうすると，子どもは親の承認を得ようとして懸命に努力するか，またはその要求に到底ついていけなくなって，自分に失望したり，自分はできないという無力感をもったりします。

　そのため，親の心配を緩和して，親が子どもにつらく当たらないようにすることは重要なのです。あるとき，初めての化学療法中に，子どもが病院食を見るだけで「オエッ，オエッ」となり，食べなくなりました。母親は「食べないと元気になれないよ」と食事を厳しく促しました。

　母親は，子どもの吐き気を入院のストレスや逃げたい気持ちの表れだと思っていたそうです。のちに母親は「薬の副作用に吐き気があると聞いていなかったので，子どもにつらくあたってしまった」と深く後悔していました。

　吐き気は化学療法の基本的な副作用なので，医療者は説明をしています。しかし，母親には「伝わっていなかった」というようなことはよく起こります。両者の精神状態が全く違うからです。

　親のほうが緊張をしていたり，頭の中が真っ白だったりするので，使う薬と副作用を紙に書いて渡す医師もいます。親の理解度は，医療者が期待するほど往々にして高くはありません。

加えて，親は医師に同調反応を示しがちです。医師に「わかりましたか」と聞かれて，自動的に「はい」と答えてしまう現象です。ですから，医師との面談の後に，看護師やコメディカルが親に質問や疑問はないかを確認することは大切です。

　さて，子どもの話に戻りましょう。この時期の子どもは模倣する発達段階だといいました。それなのに，周囲の環境に興味や関心を示さない場合は，不安や心配にとらわれているか，薬の副作用が出ている可能性があります。副作用による軽い落ち込みであれば，投薬が終了すると，また朗らかな子どもに戻ります。

　一方，子どもの落ち込みや無関心が薬の副作用でないと医師が判断した場合は，心理士によるプレイセラピーが行われることもあります。プレイセラピーというと大げさですが，心理士が子どもと一緒に貼り絵を作ったり，人形で遊んだりして，子どもの気持ちを自由に表現してもらうのです。信頼できる特定の誰かに，言葉ではない方法で，気持ちを打ち明ける時間をもつというのは，幼児にとっても助けになります。

「療養する」は大人の発想

　今度は，退院後をみてみましょう。幼児期の子どもにとって，退院後の幼稚園や保育園は大きな楽しみの一つです。

　しかし，服薬のために，給食で柑橘類の果物を食べてはいけなかったり，感染予防のためにマスクをして登園したり，自分だけのタオルを用意するというような，その子だけのケアが園の生活に必要になってきます。年長にもなれば，子ども自身が自分にとって適切な行動をとらないといけません。

　もちろん，園の先生の理解や配慮も必要ですが，園の先生や校医は，がんの治療を受けた子どもを初めて受け入れるのかもしれません。小児がんは一般に知られていませんから，元気に入園し

たときと，病後に園に戻るときとでは，園の対応に違いがあるか
もしれません。
　しかし，今は「子ども・子育て支援新制度」における「応諾義務」
（p85）が課されているので，園は病後児も受け入れる方向で検討
するよう示唆されています。
　そのため，親は入院中も時々，園に連絡をして，戻る意思があ
ることや，力を貸してもらえれば，子どもはこんなにも楽しめる
という話を共有しておくとよいでしょう。子どもができないこと
を並べ立てるのではなく，周囲の大人がどう支援したら子どもは
それができるのか，という支援の仕方を共有していくのです。
　また，親には教育委員会の就学前相談を受けてもらい，そこで
病歴を伝え，今後の教育の相談をしておくことを勧めます。小学
校の進路選択だけではなく，入学してからも支援が必要なときに
すみやかに対処してもらうためです。
　園は義務教育ではないため，自治体はどこに困難を抱えた子ど
もがいるのか把握しきれていません。教育委員会は，自治体によ
る広報を通じて就学前相談を広く周知していますが，親がまった
く情報を入手していないこともあります。未就学児の親には，年
長になった４月１日から教育相談ができることを知らせておき
ましょう。

力いっぱいのたくやくん

　年中のたくやくんは，退院後に行われる運動会を楽しみにしていました。担当の医師からも「参加に問題ない」といわれていました。

　けれども，母親は入院治療で弱ったたくやくんの足を心配し，運動会の参加を躊躇していました。外来で看護師にそのことを相談すると，「運動会は1年に1回しかないのだから」と促され，本人の意思を尊重しようと参加を決めました。ただし，看護師からは「子どもは加減できないから気をつけてね」といわれました。

　運動会の当日，母親は開会式の行進にだけたくやくんを参加させる予定でいました。ところが，あまりにも楽しそうにしているわが子の様子に，「かけっこも参加させてください」と先生に申し出ました。本人には「ゆっくりでいいから」と伝えました。

　ところが，いざスタートを切ると，手加減を知りません。思いっきり競争をして，足を引きずりながらも全力疾走をしました。母親は仰天し，子どもが転べば大怪我になると思い，必死に後を追いかけました。たくやくんも物凄い勢いで駆けてくる母親に「お母さん，どうしたの？」と驚いて，走って逃げました。

　母親は翌週の外来で，「看護師さんの言っていることがよくわかりました。子どもは"病後だから適当に"とか"手を抜いて"ってできないんですね。先生に手をつないでもらえばよかった」と苦笑いをしていました。

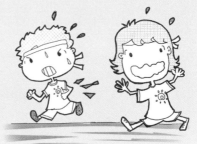

　幼児は「療養する」ということができません。園を見てもわかるように，3〜4歳の子どもというのはぶらぶらと常に歩き回っています。事例⑦のたくやくんのように，運動会で"適当に"や"加減して"などと手を抜くということはできません。

　大人であれば，病後，おとなしく過ごすこともあるでしょうが，幼児は園に戻ると，ほかの子どもと同じように元気いっぱいに過ごそうとします。それを上手にセーブするのは大人の役目です。

アウトソーシングも大切

　ここでは，看護師の環境について触れてみたいと思います。病院によっては往々にして看護師が看護業務以外でも，多忙を極めていることがあります。そのなかでも，バーンアウトせずに仕事を楽しんでいるのは，相談上手な人たちでした。

自分自身を上手にコンサルトする

　例えば，院内レポートや学会発表の資料を作成するときに，その見栄えを整えたり，発表内容に何カ月もかかる人もいるかもしれません。

　筆者が病棟にいたころ，ひとりの看護師に「15分ほど会ってほしい」といわれ，快諾しました。面談室に行くと，彼女は看護の研究会で学んできたことを病院全体に発表しなければならず，筆者にコメントを求めてきたのでした。忙しいなかでもよくまとめてあることを労いながら，一緒に発表内容の構造を整理しました。確かに15分ほどで終了しました。そうすると，保育士も発表の折に相談に来ました。

　筆者も彼女たちのまとめようとする内容から学びを得ることができます。看護師や保育士は，心理士とはどのように違う視点で子どもをみているのかがわかりました。これは，現場で忙しく働いているときにはなかなかお互いに確認できません。

　このような関係が多職種連携を円滑にしました。院内学級の教員や心理士は，その教育的背景から看護の知識を習得していませんが，論理や統計の素地があったりします。発表やまとめはそういう人たちにうまくコンサルトをして，看護師の業務時間を短縮したり，効率よく作業を進めて看護師が余裕をもてるようにする

ことも大切かもしれません。

親和力と信頼貯金

　子どもと家族との間に豊かな関係を築いている看護師は親和力があるといえます。「親しみやすい」という段階を初歩として，「興味をもって共感する」段階を経て，「相互の信頼構築」をしていきます。患者との関係のよい医療者は，この3つの段階を経て高い親和力をもっています。

　親和力を高める簡単な方法を紹介しましょう。それは「大きく頷く」です。看護の処置をしながら，子どもや家族の話を聞くのは流れ作業になりやすいのですが，頷きをいつもより大きくするのです。それを実践しているだけで，患者への興味がより沸いてきて，また頷くと相手の心がより開かれていくのです。そこに深みが加わると，愛嬌という人を惹きつける柔和な表情や態度が示せるようになってきます。

　人はそういう人に信頼を寄せます。患者との信頼だけでなく，医療者同士の信頼も築いていけます。それを人とのかかわりを避けて帰宅すると，あとで困ることが出てきます。そう，自分がミスをするときです。大きなミスは子どもの命にかかわります。そこまでのミスでなくても，医療者であれば誰もが経験しています。言い忘れた，書き忘れた，伝え忘れたなどです。

　そういうときに患者に許してもらえるとするならば，それは日頃からの信頼貯金の積み立てがあった場合のみです。仕事とはいえ，常に人的ミスと背中合わせの業務だからこそ，愛嬌やリアクション，身なり，マナーなどが信頼関係をつくるうえでも重要になってきます。

―――――――――――――――――― 文 献 ――――――――――――――――――

1) Brody AC, Simmons LA：Family resiliency during childhood cancer：the father's perspective. J Pediatr Oncol Nurs 24 (3)：152-165, 2007.
2) Lavi I, Fladeboe K, King K, et al：Stress and marital adjustment in families of children with cancer. Psycho-oncology 27 (4)：1244-1250, 2018.
3) Field T：Interaction behaviors of primary versus secondary caretaker fathers. Dev Psychol 14 (2)：183-184, 1978.
4) Abraham E, Hendler T, Shapira-Lichter I, et al：Father's brain is sensitive to childcare experiences. Psychol Cog Sci 111 (27)：9792-9797, 2014.
5) McGrath P：Identifying support issues of parents of children with leukemia. Cancer Pract 9 (4)：198-205, 2001

第 **6** 章

ランドセルを使いたい

（小学1年生から3年生）

小学校に入ると，学校生活に適応するのに苦労する子どもが出てきます。それは自由であった園の環境から，時間割という枠のある環境に移行するからです。「小1の壁」とも呼ばれていますが，夏休み明けの9月ごろまでには多くの子どもが慣れていきます。

本章では，子どもが小学校低学年で入院治療を受けた場合の課題と対応について考えます。

競争の始まり；自信と劣等感

エリクソン（Erikson EH）は，この時期の発達においては，自信を培う勤勉性と劣等感を体験することが重要だといいました。子どもたちは勤勉であることを評価され，他人との比較の結果，劣等感を感じる場面も体験します。学校は，ただ単に学ぶということを推奨しているのではなく，友達と競って学ぶことに価値を置いています。

小学生は数の概念や物事の仕組みについて学ぶと，ほかの人と考えや表現を分かち合い，客観的に世界を捉えることができるようになります。主観的な世界に生きている幼児と違って，小学生の学びは客観的な認識を育てるところに面白さがあります。子ども同士による言葉でのやりとりも増え，わかり合える喜びを知っていきます。

客観的な認識がもてるようになると，自分は何ができ，何ができないのかが一目瞭然になります。子どもたちは全体のなかの自分の立ち位置を実感させられます。例えば小学生になると，体育の授業にプールの科目が入ってきます。幼児期から水泳を習って

いる子どもは自信満々に入水
するでしょう。初めてプー
ルに入る子どもは怖がって，
次々と課題を出してくる教員
の視界には入らないように隅
に移動するかもしれません。
こうして同じ科目でも体験の
仕方が異なり，自信と劣等感
の折り合いの見いだし方に沿
って，その子らしさがつくら
れていくのです。ヴォーゲ
ル-シビリアら[1]は，勤勉と
劣等感の課題は自分のsocial

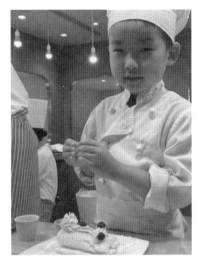

写真6-1 ● 初めての調理実習で
みせる自信

niche（社会的適所）をみつけることに集約されると指摘していま
す。これは，のちの社会参加に通じていきます。

　ですから，「自分はこれに自信がある」「これは周囲に認めても
らえる」というものがあれば，環境への適応がはるかによくなり
ます。幼児期にやりたいことをやる自律の段階から，やれるかど
うかわからないことさえも挑戦してやってのける自信の段階へと
進んでいくのです（**写真6-1**）。

　病気の治療をした子どもも例外ではありません。マズロー
（Maslow AH）の5段階欲求説によるピラミッドの頂点が「自己実
現の欲求」であるように，病気の治療をした子どもも，これは自
信があるというものを見つけると，環境への適応が格段によくな
ります。

子どもに意欲をもたせるかかわり

　この時期の子どもたちは，自信と劣等感の課題のなかで入院治

療を体験します。小学生になれば，治療の副作用で髪の毛が薄く
なったり，見た目が細くなったり太くなったりすることに劣等感
に似た感情をもつことがあります。入院体験や副作用を劣等感に
結びつけないために，症状は一過性のものであることを説明する
必要があります。

　一方で，周囲の大人はどうしてよいかわからず，子どもの変化
に同情してしまうかもしれません。だからこそ，子どもの自信に
目を向けることが大切になってきます。治療に伴うあらゆる困難
を，子どもの自信を培う機会に転換していくことが重要です。

　例えば，看護師が治療後に「がんばったねシール」をあげて，カ
レンダーに貼らせると，がんばりが目に見えて貯まっていき，子
どもの自信を深めます。彼らの「できたー！」という体験が何より
の喜びであり，自信を育て，成長へと前進させる原動力になります。

　また4章で述べたように，子どもたちは看護師に承認される
ことで意欲が湧くという，意欲の形成の仕方を学んでいます。
マズローの5段階欲求説による「承認欲求」が満たされて，ます
ますやる気が出てくるという段階です。

　そのような意欲形成は，教育で身につける能力の一つなのです。
この意欲（やる気）をもって生きていくという姿勢は，現在の新し
い学力観の主要な構成要素です。日本には，学校教育制度の根幹
を定める学校教育法があります。2007（平成19）年に改正され
た学校教育法では，学力について，①基礎的な知識・技能，②問
題を解決する思考力，③主体的に学習に取り込む態度，の3本柱
が立てられています。義務教育の9年をかけて，これらの3つの
資質を育てていくのです。つまり，治療の過程において，医療者
が子どもの意欲を引き出すようにかかわることは，教育的な側面
においても非常に意義のあることなのです。

　ちなみに，この法改正では盲学校・聾学校・養護学校は特別支

援学校に一本化されました。小児がんの治療により晩期合併症が障害として慢性化する場合は，特別支援学校の選択も視野に入ってきます。

相談と交渉をする練習

　幼児期に自律を身につけた子どもは，学童期に入ると，自分なりに考えて判断するようになります。目標を決めて早く問題を解いたり，自分なりに難しい遊びを編み出したりして，積極的に挑戦します。単純な繰り返しに夢中になり，身体を動かすことや想像すること自体を楽しんでいた幼児期とは大違いです。子どもたちは幼児期より複雑な遊びができるようになり，会話による駆け引きもできるようになってきます。

　そして，子どもは親に「あのね」と言って，自分のしたいことが言えるようになります。医師や看護師にも相談や交渉ができるようになってきます。外来で親が「ほら，先生に言ってごらん」と子どもに発言を促すと，人に相談して現実を調整するという練習になります。この部分を親がすべて肩代わりしてしまうと，子どもは親の顔色をうかがい，自分の意見を言わないようになってしまいます。

　また，「学校の先生に相談することと言いつけることは違う」ということをあらかじめ子どもに教えておくとよいでしょう。子どもたちは「先生に言いつけるなよ」という集団圧力を園の年中から年長にかけて体感しています。そのため，小学校に上がると，ますます困っていることを教員に相談しにくくなります。病気の治療を終えて退院するなら，なおさらその呪縛を解いておく必要があります。

　発達的な観点からいえば，相談や交渉も子どもの客観的な認識を育てます。相手からみて現実がどう映るのかを考えなければな

6

ランドセルを使いたい（小学1年生から3年生）

らないからです。交渉事の決定権は親や医師や看護師の側にあるので，どれが親に認められるのか，どれが医師や看護師に認められるのか，子どもは知恵を絞るようになります。そして，子どもが自分の言葉で相手に伝え，それが叶うという体験の積み重ねもまた自信を形成していきます。言葉が人を動かし，自分の望みを叶えてくれる喜びと感謝を知るからこそ，自分も人の望みを叶えていける人間になろうと思えるのです。

院内の教育と大切な仲間

　入院中の遊びや勉強も，子どもの自信を深めるためには必須の活動です。遊びや勉強は，やらなければならない治療とは違って，難易度を調整しながらステップを踏んで自信を深めていくことができます。「できた！」という達成感は，できないかもしれないというリスクがあってこそ自信に変わります。最初からできることがわかっている事柄は，自信にはつながりません。

　この自信をつけさせるための課題の設定は，教員の腕の見せどころです。ロシアの心理学者ヴィゴツキー（Vygotsky LS, 1896-1934）が「発達の最近接領域」と呼んだ水準のことです。「みんなとならできる」課題と「ひとりでできる」課題の間こそが，ターゲットとなる難易度です。学校基本法が子どもに求める主体性は，この水準でこそ発揮されます。

　知識を身につけるだけなら，本を読むことにより達成できますが，子どもの自信と劣等感の折り合いは仲間集団のなかでしか体験できません。全体のなかで自分の立ち位置を捉える必要があるからです。その観点からいえば，子どもは個室入院よりも，大部屋の生活から学ぶことのほうが多いようです。小学校低学年の仲間集団の特徴としては，同じ性別かつ同年代の集団であるということがあります。

事例
8

大人とは違う連帯感

　いちろうくんとけんたくんは，共に小学校２年生で，同じ病室に入院していました。最近は，「うんこ」「おしっこ」などと汚い言葉を使ったり，病室に来る医療者の真似をして，親を苦笑いさせていました。そして，２人とも病院の中にある学校に行くのを楽しみにしていました。

　ある日，けんたくんは治療の副作用で熱がでてしまい，学校に行けなくなりました。いちろうくんはそんなけんたくんを起こさないように，静かに病室を出て，学校に行きました。

　いちろうくんが学校から帰ってくると，けんたくんの熱は下がっていました。いちろうくんは工作の時間に紙粘土で「うんこをつくった」と喜んでけんたくんに渡しました。いちろうくんとけんたくんは，ゲラゲラと大声で笑い合いました。

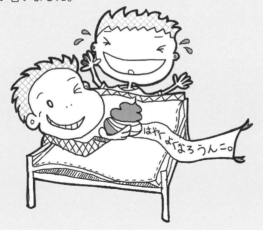

　この時期の子どもたちは，「小さい悪だくみ」や「からかい」を子ども同士で分かち合うことで，大人とは違う連帯感を育てることになります。とくに治療中は退屈です。

　子どもたちにとっての院内学級は，勉強を進めるだけでなく，仲間と付き合うことを体験させてくれる貴重な時間です。そして，この仲間関係は，近い将来，親には言えないような秘密や病気の経験を共有し合う場に発展し，さらにこのなかから親友と呼ばれる存在を見いだしていきます。

事例８をみてみると，院内の保育や教育が子どもの心の発達にとっていかに大切かがわかります。しかし，子どもが入院しても教育が一切行われない病院もあります。救命優先で，勉強どころではないという時代はそれでもよかったのかもしれません。しかし，今は治療後も子どもたちは長く生きていきます。教育を継続しながら治療を受けることが重要になってきます。

　そうしなければ，がんの治療に要する１年近い学習空白の時間は，子どもたちの能力が伸びる機会を逃していきます。「考える力」も使わなければ伸びないので，入院中の学習は保障しなければなりません。義務教育の期間中の子どもが入院している場合，院内教育のない病院では，院長から教育委員会に教育の提供を要請しなければなりません。もちろん，親が子どもの無教育に気づいて，院長に教育の保障を依頼することもできます。

　院内教育のおかげで，治療中も熱心に勉強している子どもたちがいます。例えば，院内学級の教員と一緒に勉強し，入院中に英語検定や漢字検定を受けて学力を伸ばしている子どもたちがいます。合格が自信をもたらすことはいうまでもありません。

　また，院内の学校や学級に通うことを楽しみにしている子どもたちが大勢います。「学校に行きたい！」という子どもたちばかりです。ベッドサイドに置いていたランドセルを持って，病棟の扉を開けて，学校に向かう子どもは満面の笑みです。ベッドから降りて，50ｍでも100ｍでも廊下を歩いて学校に通う通学体験そのものが気分をリフレッシュさせます。小学生であることの喜びは，通学に付き添う看護師や親が一番よく知っているはずです。

子どもの退行行動も想定内

　学童期は，その後の思春期と比較しても，身体的な成長速度が緩やかになり，周りからは変化が少なく，落ち着いているように

見えます。臨床心理学では，このような安定した時期を潜伏期（latency period）と呼びます。

　しかし，長期にわたる治療の間も子どもの年齢は上がっていくため，小学校高学年から始まる思春期の心の準備も，入院中に始まることになります。小学校低学年で入院するというのは，安定した見た目以上に，子どもたちの心に次々と難題が押し寄せていることになります。

　この時期の子どもたちは，それまでは両親の言うとおりにすれば間違いないという安心感のなかで生きてきました。それが両親の言うことを聞いていても病気になったわけですから，世界が絶対的なものではないと不安に思います。

　そのため，親に対する愛着行動（くっつく）が減っていた子どもでも，入院をきっかけに抱っこやしがみつきなどが現れ，行動が幼児期に後戻り（退行）することがあります。突然の入院治療によってもたらされる子どもの不安はかなり大きいのです。

　しかし多くの場合，子どもは自分の成長しつつある理性的な面で，この不安に対処していきます。ただし，まだ成長が追いついていなかったり，それまでの成育環境が安定していなかったりする場合は，子どもは自分の不安を減らすために，親との関係を追い求め，しがみつきます。

　そのときは，子どもに「何を言っているの」と軽く受け流したり，「恥ずかしいよ」などと言って態度を改めさせようとしないで，親は再びしっかり抱っこをすることが大切になります。同様に，看護師も子どもの退行行動に合わせて，「今日は甘えたいのね」と代弁してかかわっていると，子どもは安心して，そのうちに退行行動は消えていきます。

ランドセルを使いたい（小学1年生から3年生）

学業と認知機能（考える力）

　入院治療が終わって，無事に退院となった場合，ほとんどの子どもたちは原籍校（入院以前に通っていた学校）に戻ります。これは子どもの命を助けるのに懸命であった時代の流れを汲んでいるともいえます。かつての退院は再発をかかえたままや，ターミナルの状態もありました。救命が優先ですから，学校教育での達成度を問わず，子どもが元気な顔を見せにいく，友達に会いにいく，学校の雰囲気を感じる，という思い出づくりが目的でした。

　ところが，治療後も長く生きられるようになった現在では，学業の達成度や，いわゆる"学歴"が10年後・15年後の就職活動のときに影響します。長く生きて自立した生活をめざすのであれば，やはり学校での達成度は軽視できなくなってきます。

認知機能とは

　認知機能とは，概して「考える力」を指すのですが，そういう一つの能力があるのではなく，いくつもの機能が階層構造になって，考える力として統合されると考えられています。最下層に運動，感覚，視覚，聴覚などの神経基盤があり，言語，計算，視空間認知などの認知機能がはたらくと推定されています。このような運動，感覚，視覚，聴覚よりも上位にある機能を高次脳機能と位置づけています（図6-1）。

　本書では，WISC-IV（ウィスクフォー）知能検査を含むWechsler（ウェクスラー）式知能検査で測る「考える力」について解説します。WISC-IV知能検査で測られる「考える力」は，創造性や感情コントロールなど，測定できない機能もありますから，WISC-IV知能検査だけですべての「考える力」を評価していることには

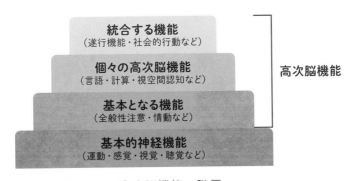

図6-1 ● 高次脳機能の階層

〔鈴木匡子：高次脳機能障害の主要症候. 日医師会誌 145：1179-1182,
2016. より一部改変〕

なりません。WISC-IVで測定しているのは，主に問題解決能力
になります。

　学校での達成度と子どもの知的な能力は深く関連します。代謝
拮抗薬を子どもに超大量に用いると，治療をしていない場合と比
較して，「考える力」は伸びにくくなると指摘されています[2]。具
体的には，ワーキングメモリーや処理速度が標準域より低くなり，
結果として軽微なIQ低下が懸念されます。ワーキングメモリー
とは，ほんの数秒の情報を保持しながら，行動を実行に移す機能
です。メモをとりながら電話をするなどです。処理速度とは，単
純な視覚情報を素早く正確に，順序よく処理，あるいは識別する
能力を指します。授業を聞きながら，黒板を書き写す作業などに
も関連します。

認知機能障害の3つのメカニズム

　今のところ，筆者は，治療による認知機能障害の機序を3つ
考えています。ここからは少し専門的な内容になります。

　1つ目は，記憶を司る海馬における神経新生の障害です。海馬

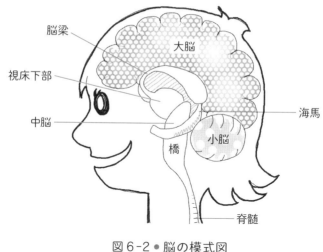

図6-2 ● 脳の模式図

図中ラベル: 脳梁、大脳、視床下部、中脳、海馬、橋、小脳、脊髄

とは，脳の奥深くの中心近くに位置し（**図6-2**），大脳辺縁系と
呼ばれる領域の一部で，記憶や空間認知に関与します。神経新生
(neurogenesis)とは，神経幹細胞や神経前駆細胞から新たな神経
細胞が分化する生理現象を指すのですが，ここに障害が起きるの
です。つまり，神経系前駆細胞(neural progenitor cells；NPC)
の増殖が抑えられ，細胞の生まれ変わりが緩慢になり，認知機能
の障害が生じるのではないかといわれています[3]。

　2つ目は，小脳 → 視床 → 前頭葉 のループ回路の障害が指摘
されています[4]。小脳はその小さい体積の割には多数のニューロ
ンをもっており，その多くは大脳皮質との間にループ回路を形成
しています。特に後葉や虫部が高次脳機能に関連が深いと考えら
れています。

　かつて小脳は運動の調節・制御に関与すると考えられていまし
た。しかし，1986年にLeinerら[5]は「小脳は心的スキルに貢献
しているか？」という論文を発表し，そこでは，歯状核外側部が

障害された人を観察し，行動を計画し，それを観念として実行するような予測能力が著しく低下したことが報告されています。つまり，小脳は，認知・思考を含む言語機能，ひいては広く認知機能の制御活動にもかかわっているのです。

　こうして，行動のプランニングやワーキングメモリーなどの高次脳機能は，小脳の歯状核 → 視床 → 前頭葉（Brodmann 9野，46野，一次運動野など）への神経出力を介して行われると考えられているため，小脳病変や治療によってこれらの回路が切断されると，小脳性認知情動症候群（cerebellar cognitive affective syndrome；CCAS）と呼ばれる症状を呈するといわれています[6]。具体的には，実行機能障害，空間認知障害，性格変化，言語障害の4つに集約されます。

　小児がんのなかでも脳腫瘍は，腫瘍が脳にできたり，治療を直接脳に行うので，認知機能障害だけでなく，運動障害や感覚障害も生じやすくなります。3歳未満で治療を受けたり，原発性脳腫瘍に罹患していることはリスク要因ですが，さらに脳の切除部位と切除範囲や，放射線の線量も同じように認知機能障害のリスク要因となるのではないかと報告[7]されています。

　また頭蓋・脳を含む全身照射は，ワーキングメモリーの低下や末梢神経の運動障害を含む処理（作業）速度の低下が指摘[8]されています。加えて，実行機能の不全や注意・集中力の低下を引き起こすおそれがあります。実行機能が不全になると，自分で計画を立てたり，計画に従って行動に移すということが苦手になります。そのときは，親が子どもと一緒に計画を立てたり，行動の開始を手伝うなど補助するとよいでしょう。

　3つ目は，皮質下白質内の脱髄，髄鞘の形成不全，グリア細胞の破壊による影響です[9]。脳の発達過程において，神経細胞から伸びる軸索を絶縁性の脂質の層（髄鞘）が覆うため，情報は跳

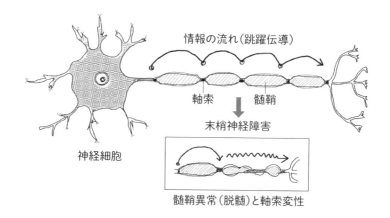

情報の流れ（跳躍伝導）

軸索　　髄鞘

末梢神経障害

神経細胞

髄鞘異常（脱髄）と軸索変性

図6-3 ● 跳躍伝導の仕組み

躍伝導が可能になり，早く情報伝達ができるようになります（**図6-3**）。しかし，その髄鞘が外れたりつくられなかったりすると，情報の伝達は遅くなります。小児がんの治療はそのような髄鞘化を障害するのではないかと疑われています。そうして，注意力と処理速度が低下することで，IQスコアや学習能力が低下するのではないかという指摘[10]があります。

　実際に認知面での晩期合併症が認められるのは，小児がん経験者の約1/3という報告[11]があります。また，復学後に特別支援教育を利用するのは，小児がん経験者の5人に1人という推計[12]もあります。

　しかし，これらは米国のデータと教育環境からの報告ですから，日本でどうなっているのかはいまだ明らかではありません。しかし，日本の子どもたちも欧米と似た治療を受けている以上，認知機能の晩期合併症の発生率もゼロではないと推測されます。

認知機能障害の判定には時間軸を入れる

　認知機能の低下の判定にはくれぐれも注意しなければなりませ

ん。正確に記すと，認知機能は低下していないのです。治療後に認知的な能力の伸びが緩やかになっていくために，一般の子どもたちと比較すると，差がどんどん開いて，低下しているようにみえるのです。

　治療前にできていたことが治療後にできなくなるのではありません。ほとんどの子どもたちは治療前にできていたことは治療後もできます。しかし，治療後に新しく学ぶことに時間がかかるようになるのです。本人の能力としては伸びているのですが，一般の人に比べたらその伸びが緩やかであるということです。ある親が「いつまでたっても大人にならないと思っていた」と表現したとおりです。

　そして判定方法にも注意が必要です。本項では，WISC-IV知能検査を用いた場合いついて説明します。晩期合併症と判断するときに2つの方法があります。

　1つ目の方法は，1回だけ検査をして標準得点100と比較する方法です。知能検査は100が標準得点（IQ）[註1]になるように作成されていますから，大ざっぱにいえば，100より高いか低いかでその子どもの能力の水準を判定することができます。

　しかし問題は，測定した値が治療の影響を受けているか否かは1回の検査ではわからないということです。例えば，治療後のIQが85であった場合，あくまで治療前の能力を標準値の100と仮定して，「標準値より低いので晩期合併症かもしれません」と結論づけられるかもしれません。

　これは要注意です。というのも，治療前にその子どもの能力が100であったかどうかはわかりません。むしろ，治療前からIQが85だった可能性は残るのです（**図6-4**）。

註1：IQ（知能指数）という表記は，田中ビネー知能検査で用いられる指数です。WISC-IV知能検査を含むウェクスラー式知能検査は，FSIQ（全般性知能指数）を用いますが，本書では一般的に理解されやすいIQという表現を用いて知能指数に関する話を進めます。

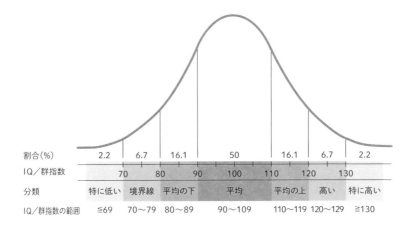

割合(%)	2.2	6.7	16.1	50	16.1	6.7	2.2
IQ／群指数	70	80	90	100	110	120	130
分類	特に低い	境界線	平均の下	平均	平均の上	高い	特に高い
IQ／群指数の範囲	≦69	70〜79	80〜89	90〜109	110〜119	120〜129	≧130

図6-4 ● IQの範囲
（WISC-IV 検査マニュアル.より引用）

2つ目の方法は，治療の前後で同じ子どもの考える力を測って，比較するという方法です。予後の予測ができるため，晩期合併症の判定にはこの方法が適しています。治療前に「考える力」の検査を行うのは臨床上，難しい場合もあります。

IQが高くても認知機能障害はある

筆者の白血病における認知機能の研究[13]を例にあげます。わかりやすく説明するために大げさに表現します。

たろうくんとはなちゃんは4歳で，標準リスクの白血病になりました。2人とも治療は化学療法しか受けていません。

しかし白血病の治療に関連していえば，ほかにも，3歳未満で治療を受けていたり，中枢神経予防相の治療を受けていたり，髄注を併用していたり，性別が女の子であったり，頭蓋照射を24Gy以上受けている場合[14]は，いずれも「考える力」への影響が懸念されます。

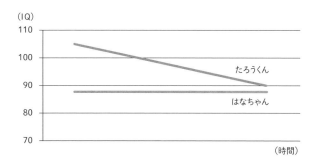

（IQ）

110

100
　たろうくん

90
　はなちゃん

80

70
　（時間）

図6-5 ● たろうくんとはなちゃんの知的な能力の推移

　そこで退院してから２年後の外来で，２人に知能検査を行いました。それぞれのIQは，たろうくんが100，はなちゃんが88でした。２人の検査結果は，入院中の大量化学療法前，退院直前，退院後１年，退院後２年と記録されていました。たろうくんのIQは，105，100，95，90と推移してきました。一方のはなちゃんのIQは，すべて88でした（**図6-5**）。

　すなわち，はなちゃんのIQは平均の下ではありますが，それはもともとの能力水準である可能性が高く，治療後も変化していないことから，今後もほぼこの能力水準であると予測されます。

　ところが，たろうくんは大量化学療法前のIQがもっとも高く，年を経るごとに少しずつIQが低下しているようにみえます。現時点のIQは認知機能障害に該当しませんが，１年後，２年後もこのペースで低下していくとなると，３年後には境界知能（グレーゾーン）が心配されます。このように，認知機能の障害は時間を追ってみていかないと判定できないのです。

　そして，しばしば，画像と「考える力」の検査結果は一致しません。検査結果で知的な能力の低下が心配されても，画像検査では異常がみられないこともあります。反対に画像上，白質脳症が認

められても日常生活に支障がなく，認知機能の検査では数値の低下がみられないこともあります。

したがって，長期フォローアップ外来では，日常の様子（学校の通知表など）と画像検査と知能検査をセットで記録しておくと，解釈の精度が高くなるでしょう。

自信を保つ復学支援

子どもの認知機能は大人と違って，その能力の伸びは急速であるため，脳機能の可塑性も期待されます。つまり，もともとの病気や治療による損傷と治療後の成長による脳機能の回復で，プラスとマイナスのそれぞれへの変動幅が生じることが推測されます。ですから，国際的な合意として定期的な認知機能の評価が推奨されており，それと同時に，脳機能の可塑性に働きかける学習やリハビリテーションが強調されています。

「学習性無力感」の予防

この時期の子どもには，自信と劣等感を体験させることが重要であると述べました。復学の際には，長期欠席をしていたことや，髪や皮膚に変化があることに劣等感を抱いていたとしても，学校生活が劣等感を克服していく機会にならなければなりません。

子どものなかで自信が少しでも劣等感や不安を上回っていれば，失敗するおそれを乗り越えて，さまざまな困難にも積極的に挑戦できます。また，子どもが成功するように大人の側で事前に環境整備を計画していくのが復学支援です。

退院後，不登校になっている子どもや学校に行きたがらない子どもで，しっかりとした個別の教育支援計画と個別の指導計画を

もっているケースはあまりみたことがありません[註2)]。要するに，大人の側が打ち合わせを重ね，子どもが学校で順調に過ごせるよう準備している形跡が見当たらないのです。不登校の子どもに出会ったら，関係する大人がそもそも尽力しているのかを確認してみましょう。子どもには不登校になるだけの正当な理由があるのかもしれません。

　長期欠席をしたために，学校に戻っても勉強についていけないことはしばしばあります。それでも，小学校1～3年生の間に，丁寧に個別の対応を受けられれば，多くの子どもたちは学業の遅れを取り戻していきます。

　しかし，脳腫瘍や中枢神経にかかわる治療を行った子どものなかには，考える力の伸びが緩やかになっている場合があります。そうすると，学習空白のうえに勉強の理解不足がますます積み重なって遅れが大きくなっていきます。

　当たり前のことですが，授業で何をやっているのかわからない環境に身を置き続けると，子どもは挙手をして発言することができないのはもちろん，帰宅して親から学校の話題を振られても話したがりません。自信は少しずつ失われ，無力感にさいなまれます。

　そして，ついには世の中に自分のできることがあるとは思えなくなります。これを「学習性無力感」といいます。心理学者のセリグマン（Selingman MEP，1942-）が動物実験で明らかにした心理状態です。

　小学校低学年のうちに学習性無力感を身につけてしまうと，その後の長い人生において，何かにチャレンジしようという意欲は湧きません。周囲は病気の後だからと自宅療養を促し，子どもは

註2：子どもの支援を策定するものには，社会福祉で作成される「個別の支援計画」と教育で作成される「個別の教育支援計画」「個別の指導計画」があります。ここでは，「考える力」が教育指導と連結するので，教育で作成される「個別の教育支援計画」と「個別の指導計画」について述べます。

頻繁に早退して，家で過ごす，ということが増えます。

　学校復帰の作戦を立てることもなく，学校環境を改善することもなく，子どものほうを家に避難させてしまうと，１〜２日はよいのですが，半年や1年後には家から出られなくなってしまいます。

　子どもが長い年月，家にいると，自信もスキルもつかないので，外に出るのが恐くなってしまいます。学習性無力感はそれくらい深く心を蝕んでいきます。将来の自立も難しくなります。

教育のカルテ；個別の指導計画

　勉強が遅れ，子どもが自信を失いかける前にできることは何でしょうか。1つは，認知的な能力の何が弱いのかを特定することです。2つ目は，その弱さに応じた環境の調整と学習戦略を立案することです。そのため，「考える力」の検査結果は，文部科学省の策定する「個別の教育支援計画」と「個別の指導計画」に反映させ，進級しても配慮や支援が継続されなければなりません。

　この個別の指導計画と支援計画は，学校の教員が作成しています。医師が心理士に知能検査のオーダーを出し，検査終了後，親と子どもの同意のもと，学校の教員と心理士と看護師と親子でカンファレンスを行い，検査結果をもとに個別の指導計画と支援計画を立ててもらうとよいでしょう。

　オーストリアのウィーン大学の心理チームは，復学支援として，脳腫瘍の治療後の処理速度の低い子どもに，「学習の構え」のリハーサルを行っていました。内容はごく単純です。時計をセットして，授業の開始時間の5分前になったら，子どもが着席をして，机の上にペンケースを出す，という練習です。学校の準備を人より早く取りかかるという練習です。

　筆者は，小学生の子どもの家族には「7つのエクササイズ」（**表6‐1**）を勧めています。行動のガイダンスです。病気をした子

表6−1 ● 自宅でできる7つのエクササイズ

	内　容	目　的
1	子どもが上手に振る舞えなかったときに，気持ちだけでなく，適切な行動を確認する	社会における適切な行動を身につけさせる
2	困ったときは友達や学校の先生に聞くことを勧める	周囲にSOSをだせるようにする
3	5分前行動を家族で実践する	動作の遅い子どもの準備の時間を確保する
4	家族で年間カレンダーを記入する	予定の全体を把握する
5	紙に書く・録音する・画像にする	記憶力を補う
6	子どもが覚える量を小さく区切る	記憶の容量に対応する
7	忘れやすいものは2つ用意する	子どもが何度も忘れて叱られたり，自信をなくしたりするのを防ぐ

どもたちに気持ちを聞く大人は多いのですが，どのように振る舞ったらよいかを教えてくれる大人は少ないように思います。

　さらに，退院がわかった時点で，院内の教員に依頼し，学校に戻ったら読むであろうページを先取りして，教員と一緒に子どもに教科書の音読をしてもらいます。すべての科目のページを先取りして開いて見る，というだけで，子どもの不安は激減します。そして，長期欠席のある子どもの学習計画の原則は，子どもが自信をもってスラスラ解ける水準から再スタートするということです。そして，少しずつ自信をつけながら難易度を上げていくのです。

　このように，退院前に認知機能をアセスメントし，「個別の指導計画」と「個別の支援計画」のなかに具体的な行動ガイダンスが書き込まれ，復学後には「学習性無力感」を防ぎながら，子どもが学びを継続していけることが大切です。

―――――――― 文 献 ――――――――

1) Suzanne E Vogel-Scibilia, Kathryn Cohan McNulty, Beth Baxter, et al：The recovery process utilizing Erikson's stages of human development. Community Ment Health J 45（6）：405-414, 2009.
2) 佐藤聡美, 瀧本哲也：小児がん経験者の認知機能アセスメント. 小児血液・がん学会雑誌 50（3）：368-391, 2013.
3) Kut C, Redmond KJ：New considerations in radiation treatment planning for brain tumors ： neural progenitor cell-containing niches. Semin Radiat Oncol 24（4）：265-272, 2014.
4) Ailion AS, Roberts SR, Crosson B, et al：Neuroimaging of the component white matter connections and structures within the cerebellar-frontal pathway in posterior fossa tumor survivors. Neuroimage Clin 23：101894, 2019
5) Leiner HC, Leiner AL, Dow RS：Does the cerebellum contribute to mental skills？ Behav Neurosci 100（4）：443-454, 1986.
6) Levisohn L, Cronin-Golomb A, Schmahmann JD：Neuropsychological consequences of cerebellar tumor resection in children：cerebellar cognitive affective syndrome in a paediatric population. Brain 123 （5）：1041-1050, 2000.
7) Cheung YT, Brinkman TM, Li C, et al：Chronic health conditions and neurocognitive function in aging survivors of childhood cancer：a report from the Childhood Cancer Survivor Study. J Natl Cancer Inst 110：411-419, 2018.
8) van der Plas E, Schachar RJ, Hitzler J, et al：Brain structure, working memory and response inhibition in childhood leukemia survivors. Brain Behav 29：7（2）：e00621. doi：10.1002/brb3.621. eCollection 2017.
9) Cohen ME, Duffner PK：Long-term consequences of CNS treatment for childhood cancer, part Ⅰ：pathologic consequences and potential for oncogenesis. Pediatr Neurol 7（3）：157-163, 1991.
10) Jacola LM, Edelstein K, Liu W, et al：Cognitive, behaviour, and academic functioning in adolescent and young adult survivors of childhood acute lymphoblastic leukaemia：a report from the Childhood Cancer Survivor Study. Lancet Psychiatr 3：965-972, 2016.
11) Krull KR, Hardy KK, Kahalley LS, et al：Neurocognitive Outcomes and Intervention in Long-Term Survivors of Childhood Cancer. J Clin Oncol 36（21）：2181-2189, 2018.
12) Castellino SM, Ullrich NJ, Whelen MJ, et al：Developing interventions for cancer-related cognitive dysfunction in childhood cancer survivors. J Natl Cancer Inst 106（8）：1-16, 2014.
13) 佐藤聡美, 瀧本哲也, 藤井美有, 他：小児急性リンパ性白血病女児の知的能力の推移. 日本小児血液・がん学会雑誌 54（5）：403-407, 2018.
14) Follin C, Erfurth EM, Johansson A, et al：Impaired brain metabolism and neurocognitive function in childhood leukemia survivors despite complete hormone supplementation in adulthood. Psychoneuroendocrinology 73：157-165, 2016.

第 **7** 章

子ども時代の黄金期（小学4年生から6年生）

学童期の後半である小学校4年生から6年生は，子ども時代の最盛期を迎えます。身体能力が加速的に伸び，自分の「こうしたい」という欲求やイメージに身体がついてくるという感覚に充実感を得ていきます。しかし，小児がんを経験した子どもたちのなかには，この時期の身体能力の伸びが緩やかになる子どもも出てきます。

　本章では，身体能力のなかでも「考える力」に焦点をあて，できるだけ子どもの能力を伸ばす対応について述べます。

ぐんぐん伸びる身体能力

　小学校の高学年にあたる学童期の後半は，子ども時代の「黄金期」と呼ばれます。また長いライフサイクルのなかでも比較的安定した時期にみえます。というのも，子どもとしての一つの完成された状態を特徴とするからです。

　さまざまな身体的特徴がめざましく発達し，男女共に身長・体重・胸囲といった身体そのものがぐんぐんと成長を遂げます。スポーツ選手になることを夢見る子どももいるでしょう。

将来への密かな挫折

　「大人になったらなりたいもの」という調査では，男子の上位にサッカー選手が出てきます（**表7-1**）。日々の遊びや勉強を通して，目-脳-四肢の身体の協応もさらに精緻化され，器用になっていきます。目の前の情報から脳内でイメージをつくり，そのとおりに身体が動かせるようになると，サッカーや野球が上達していきます。

表7-1 ● 大人になったらなりたいもの（小学3〜6年生）

	男子	(%)	女子	(%)
1位	会社員	8.8	パティシエ	14.1
2位	YouTuber／動画投稿者	8.4	教師／教員	7.1
3位	サッカー選手	7.6	幼稚園の先生／保育士	6.0

（第一生命：『大人になったらなりたいもの』アンケート 2021年3月. https://www.dai-ichi-life.co.jp/company/news/pdf/2020_102.pdf. より引用）

　身体全体を使う技能だけでなく，よりきめ細かい「技術力」も獲得されます。指先の使い方が器用になってきて，手芸や工作を楽しむ子どもも増えてきます。ちなみに，女子では看護師が毎年上位にランクインしている憧れの職業ですが，男子ではYouTuberや動画投稿者も加わってきました。病室で動画を作成したり，プログラミングでゲームを作っている子どももいます。インターネットの活用は，これまでにない将来の可能性を治療中の子どもたちにもたらしています。

　入院中ははさみの使用を制限されるため，父親と一緒にプラモデル作りを楽しむ男子もいます。母親とビーズ手芸（**写真7-1**）を楽しむ女子もいます。こうした身体発達・協応の精緻化は，「自分で自分を思うとおりに動かしている」という自己コントロール

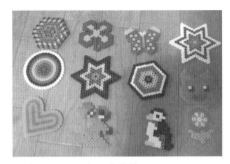

写真7-1 ● ビーズ手芸

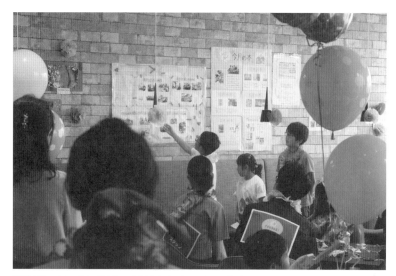

写真 7 − 2 ● 読者部の子どもたちによる発表

の感覚をもたらします。入院生活の制限下であっても，指先を使う作業は子どもにおすすめです。

　運動好きな男子が入院すると，スポーツ選手になりたいという夢について密かに挫折をしていることがあります。10歳前後に多い骨肉腫などでは，四肢の一部を失う子どももいます。しかし，現実には，義足で卓球部の活動を楽しんでいたり，パラリンピックで活躍している人もいます。

　とはいえ，高学年で小児がんに罹患すると，本人は言葉にこそだしませんが，「将来，どうしよう」といろいろと考えています。ある子どもたちは，歴史上の人物の伝記漫画を読んで，勇気をもらっていました。筆者は，子どもたちに読書部をつくってもらい，みんなの前で発表する場を設けています（**写真7 − 2**）。入院中にこそ子どもに視野を広げられるような活動の機会を提供したり，多様な領域で活躍している人を調べさせたりすることが，ふとし

たときに本人の将来設計を助けるかもしれません。

適度な運動は必要

　将来，スポーツ選手にならなくても，小児がんを経験した子どもたちは全員，適度な運動が必要になってきます。それは長い生涯にわたって，生活習慣病やがん以外の死亡因を減らすためです。Leeら[1]は，健康な人であっても身体活動の不足により，世界で年間500万人以上の人が亡くなっていると発表しました。

　一般の人でさえそうなのですから，子どもたちはがんが治っても，食生活に気を配り，適度に活動をしていなければ，生活習慣病にかかりやすくなります。世界中で起きている不健康による死亡から逃れられなくなるのです。米国で，子どものときに白血病の治療を受けた大人に調査[2]をすると，運動を伴う余暇活動をまったくしていないことが明らかになりました。

　世界の小児がん治療を牽引する米国のセントジュード小児研究病院では，病棟にトレッドミルが置いてあります。医療者が子どもの足首の拘縮具合を分度器で測定し，そこから可能な歩行時間を割り出し，入院中からトレッドミルを歩かせて適度な運動習慣をつけさせています。米国でさえ，親が心配しすぎて，治療後の子どもに何の運動もさせないからだそうです。

　実は，この歩行可能な時間を割り出しているのが秘訣で，長時間歩けば運動になるというものではないのです。治療の副作用や骨密度の低下なども勘案して，適度な運動時間を本人に教えています。長距離歩行がリスクになる子どももいるからです。

　筆者は，子どもに付き添う親も不健康のリスクが高いとみています。座って長時間付き添うことによる親の身体的なリスクです。筆者は，子どもだけでなく，親も適度な運動を心がけるよう声をかけています。そのためか，病棟まで階段で上がってくる親

や，バスを利用せず徒歩で来院する親もいました。こういう小さなセルフマネジメントができる親は，子どもが退院しても一緒に運動や勉強に取り組めると考えられます。

「自分の城づくり」

　子どもの世界は，さまざまな能力の拡大とともに大きく変容していきます。そして，このころから友人や異性の外見・能力・気持ち，あるいは教員からの評価を気にするようになります。すると，気づき始めた「自分」に自信がもてず，自分を規定するものを求めて同一化（モデル探し）が行われます。

　エリクソン（Erikson EH）は「さまざまな発達段階にある子どもたちは，現実的であれ，空想的であれ，自分たちがもっとも直接的に影響を受ける人々のそれぞれの部分的な側面に同一化する。青年期の終わりに確立される最終的な同一性は，過去の各個人とのどんな同一化をも越えたものである」と述べています。憧れの人をもつというのは自己形成において重要なのです。

　低学年までは家庭が世界の中心であり，両親や家族が主な同一化の対象でした。それが，より外の対象である教員，アイドルタレント，少し大人びた友達などに移行していきます。子どもは外の世界や自分への信頼感を基礎にして，教員や友達と幅広く深い人間関係を結んでいきます。遊び，学び，そして社会参加というように，その幅や質が豊富かつ複雑になっていきます。

　このような時期に入院をすると，ベッドサイドに好きな漫画本を並べたり，応援している球団のバスタオルを布団にかけたりする子どもが出てきます。免疫力が下がっているときにベッドに取り付けられるクリーンウォールにも，天井側に色紙をのせてステンドグラスのように見上げて楽しむ子もいます。

　入院ベッドの周りが少しずつ個性的になってくるのは，築きつ

つある「自分」の世界を大事にし，その心の世界を守っているのです。言いかえれば「自分の城づくり」が進行しているという大切なサインです。

　この子どもたちは，入院していなければ，自分の部屋を城にしていたはずです。ベッド周りの衛生管理や整理整頓の支障にならない範囲で，ベッド周りの個性化を認めることは，子どもたちの心の発達にとって大きな支えになります。

「考える力」に影響する晩期合併症

　自己コントロール感の獲得は，子どもの中枢神経系の成熟とも関連します。この時期は，子どもの知覚・認知・記憶・思考などの内的な機能も充実をみせます。

　同時に，学習能力や空想力の高まりなど，さまざまな経験を通じて知識が獲得され，それらが組織化されていきます。しかし腫瘍や治療のせいで，目-脳-四肢の協応の脳の機能が，少し弱くなることがあります。

　親や教員が気づきやすい能力の低下は，注意・集中力，処理速度，実行機能とワーキングメモリーにみられます（**表7-2**）。これらの症状は本人の自覚がないことがあります。

　さらに，これらの症状は別々に現れるのではなく，慢性的な身体的症状と併存していることがあります[3]。そのため，治療後も身体的症状を抱えている子どもには，「考える力」の水準も確認しておくことをおすすめします。

　そこで，「考える力」に影響する晩期合症について少し触れておきます。

表7-2◆検討できる合理的配慮の例

弱い能力や機能	苦手なこと	検討できる合理的配慮
処理速度	テキパキと動く	準備の時間を設ける
		試験時間は1.3～1.5倍延長する
末梢神経障害	筆記	解答欄を大きくする
実行機能	計画を立てる	課題を小さく区切る（スモールステップ）
	複数の指示に従う	課題を文字や絵にし，実行の順番に番号を振る
ワーキングメモリー	ちょっと覚えておく	IT機器で写真やメモや録音をする
		学習や課題を中断するときは付箋をつける
		忘れやすいものは2つ用意する
		1問解いたらすぐに答え合わせをする
注意・集中力	注意して話を聞く	指示者が「よく聞いてください」と注意を促す
		座席を前列にする
聴覚機能		補聴器を利用する
視機能	見ること	据え置き型拡大読書器で筆記し，解答する
		課題の用紙を拡大印刷する
		ルーペ・単眼鏡を使う
		点字・ブレイルセンス（点字電子機器）を使用する
		パソコンで解答する
		問題のIT音声読み上げ機能を使う
		課題の行間を空ける

注意・集中力

　注意・集中力の低下は，認知機能障害のなかでも中心的な障害だと考えられています。化学療法のみの治療を受けた小児白血病経験者であっても，注意力が少し低下する懸念は多く報告[4] されています。

　さらに，化学療法のみの小児白血病経験者の注意力と脳の白質の萎縮と認知機能障害は連関があるとされています[5]。かつ，放射線照射は白質の萎縮を増幅させ，認知機能障害を重くするとも考えられています[5]。ほかにも注意力の低下とメチオニン合成酵素の関連が疑われています[6]。

　もっとも明らかな注意・集中力の低下は，知能検査の最中に複数回の離席がみられるなど，回答に集中できない状態として観察されます。これほどではなくとも，学校の授業中に集中力が切れて，ボーッとしてしまうことがあります。

　そこで，注意・集中力に困難がみられる場合は，復学時に「教室の座席を前方にする」「課題に取り組む時間を5〜10分にする」「一度に出す指示は1つだけにする」というような合理的配慮が考えられます。

処理速度（作業をする速さ）

　処理速度の低下がある場合は，筆記や作業が遅くなります。治療によって指先の末梢神経に障害が残ると，はさみや鉛筆が持ちにくかったり，物差しやコンパスの使用が難しかったりします。そのために，黒板の書き写しに1.5〜2倍以上の時間がかかる子どももいます。

　また，末梢の神経障害ではなく，課題の理解に時間がかかる場合にも作業速度が落ちます。これに関しては，化学療法の単独の治療よりも，頭蓋照射を行った子どものほうが作業速度が低下し

たという研究結果[7]もあります。

　視機能に弱さがある場合も，物事を行うのに時間がかかります。特に視野障害や視力低下がある場合，立体視が難しいため，指先の細かい作業に時間を要することも予想されます。そこで，処理速度に低下がみられる場合は，「課題や試験時間を1.3〜1.5倍に延長する」配慮を要請したり，「大きなマス目のノートを使う」「濃い鉛筆に持ち替える」などの工夫も有効です。将来は，レジ打ちや筆記を要する仕事を避けるのも作戦です。

実行機能

　前頭前野が司る実行機能は，9〜10歳にかけて急激に発達します。別名，遂行機能とも呼ばれ，計画を実行に移すための機能です。これが低下すると，見通しをもって行動することが難しくなります。

　学校で教員からの指示も，1つであれば実行できますが，子どもによっては複数の指示を一度に受けると固まってしまい，動けなくなります。「マルチタスク」が行えないのです[3)4)]。

　筆者の臨床経験では，IQが85より低いと，自分でプランニングができない子どもが多いと実感しています。「境界知能（グレーゾーン）」とも呼ばれるこの水準の子どもたちは，将来，大学などの高等教育への進学は可能かもしれませんが，進学してから自分で時間割を組んだり，卒業論文を書き進めたりすることが決して得意ではありません。就職活動も自分一人で進めていくには困難があるかもしれません。そのときは，親が実行機能の一部を補うように，一緒に計画して共に作業を進めていくのもおすすめです。

　また，IQが80を下回るようになると，本人が日常生活で見通しがもてないことから，金銭管理も苦労します。本人の手元にある分だけの金銭を使ってしまったり，友達づきあいの飲食代の計

算を間違うようなことが起こったりします。こういう弱点を狙われ，金銭のトラブルに巻き込まれないよう，お金の貸し借りを禁止しておくことも予防策になります。

　知的な能力が平均域以上であれば，お小遣い帳を利用して，親子でお金の使い方を練習するのもよいでしょう。特別支援学校に通学していたり，知的な能力が少し弱いといわれている場合には，親が金銭管理をし，子どもに全部使ってもよい分だけを渡すという，親子での金銭管理からスタートします。

　今後は電子マネーカードやクレジットカードが広まっていくことから，見た目はカードでも，それもお金であることを教えます。子どもに現金をチャージする場面を見せるのです。同時に，マネーカードを落としたり，使いすぎたりしないよう制限を設定しておくのもよいでしょう。

ワーキングメモリー

　ワーキングメモリーとは，ほんの数秒，情報を保持し，覚えたまま作業ができる(ワーキング)能力を指しています。これは実行機能と密接に結びついています。ワーキングメモリーが低いと，数秒の情報の保持ができず，実行に移す前に忘れてしまいます。

　デキサメタゾンを使用した小児白血病経験者は，プレドニゾロンのみを使用した経験者より記憶の問題を抱えているという報告[8]があります。しかし，デキサメタゾンかプレドニゾロンを用いた患児のワーキングメモリーに差はなかったという報告[9]もあります。まだ議論の決着はついていません。

　とはいえ，ワーキングメモリーが低下すると，算数の成績が落ちてきます。小学校低学年の単一式は解けても，高学年の混合式になると解けなくなる子どもがでてきます。頭の中で優先順位をつけたり，括弧の中の数式の答えを覚えたりしたまま，さらに計

算を進めることができないからです。他方，数秒覚えておくことが苦手であっても，名前や住所などの長い間覚えている記憶（長期記憶）には問題ありません[10]。要するに，ワーキングメモリーが扱う情報の入力と保持さえうまくできれば，長期間覚えておくことはできるということです。

　そのため，数秒覚える作業をITで補強していく練習も大切です。大事な情報は携帯電話でメモをしたり，計算をしたり，写真を撮ったりするスキルも身につけるとよいでしょう。大学に進学すると，読み書きの苦手な学生は，ITによる代替方法の活用が認められています。オンライン授業の録画や録音もできます。

「おとなしい」は教育リスク

　前項では，それぞれの能力が弱いと，どのような困難があるのかについて述べました。では，実際には周囲からどのような子どもとしてみられやすいのでしょうか。平たくいうと，「おとなしい子」とみられてしまいます。なぜなら，小児がん経験者でこだわり（固執性）や多動性をもつ子どもはあまりいないからです。

　小学校3・4年生あたりまで目立つ，突発的に教室から出ていく子どもというのは，発達障害をもっていることがあります。一クラス30人の場合，1人はいると推測されています[11]。小児がん経験者が原籍校に戻っても，担任は病気を経験した子どもよりも先に，衝動的であったり，攻撃的であったりする子どもに対応せざるを得ません。クラス全員の安全を確保するためです。

　同じ困難を抱える子どもでも，「おとなしい」ということは教育リスクになります。教員が子どもの困難を見過ごしやすく，子どもも教員の注意を引くのを控えるからです。そのようなリスクを

回避するために，復学時に学校による配慮を確認し，教員に実践してもらう必要があります。

ところが，退院時の復学支援会議を躊躇する親がいます。「子どもの髪の毛が生えてから」「体力が回復してから」という理由で，復学を延期したいと相談してきます。筆者はそのような気持ちを理解したうえで，髪の毛が生えそろったり，体力が回復したりする半年後や1年後には別の退院する子どもに支援が優先されることを説明します。そして，支援というのはタイミングが重要で，退院するという出来事のインパクトを最大限利用できるのは今しかない，とも話します。

筆者の経験上，就職までたどり着けている子どもたちは，退院時の勢いで復学しています。復学してから，1限だけの登校や，保健室登校でも構わず，家に閉じこもってしまう期間をつくらないことがコツのように思います。

意欲はあるが，ついていけない

では，小児がん経験者の立場に立って考えてみましょう。

筆者は米国に留学していた時期がありますが，最初は英語がまったくわかりませんでした。しかし，その場でほかの人と一緒に笑ったり，うなずいたりしていました。気持ちとしては，会話に入りたいのです。皆が何を話題にしているのか知りたいのです。でも，頭の中で自分のセリフを考えているうちに，皆の会話は次に進んでいきます。

あるとき，米国人のクラスメイトに「君はとてもおとなしいね」といわれました。私はまったくおとなしくないので，ショックでした。

思ったことの半分も口にできないというもどかしさは，違う言語の国に行ったことがある人なら誰でも経験すると思います。想

像してみてください。１年近く休学し，学習空白だけでなく，考える力にも弱さがあったとしたら，そういう子どもたちは私たちの海外旅行以上に不安ともどかしさを感じるはずです。ですから，復学には事前の準備や予習が必要なのです。１科目だけでも予習をしてその科目に出席すると自信がつくと同時に，不安の軽減の仕方も学べます。

本人の努力不足ではない

　小学校低学年の学校生活は集団適応が課題です。仮に認知機能に晩期合併症が現れ始めたとしても，勉強がそれほど難しくないため，学校生活では不都合を生じていないことがあります。これが高学年になると，科目学習も大人並みの抽象的思考が必要とされます。そのため，勉強についていけなくなり，そのときになって初めて医療者が晩期合併症に気づくケースがあります。

　小児がん全体の発症年齢から考えると，多くの子どもは幼少期に治療を受けていることになります。子どもが高学年になるころには，治療から何年も経っているため，そのときの勉強の遅れは，家族も子ども自身も本人の努力不足だと思っていることがあります。

　長期フォローアップの外来を受診していても，医師に気づかれないこともあります。というのも，考える力に影響する晩期合併症は軽度であることが多く，外来の定型の問診ではやりとりには支障がないからです。

　では，どうしたらよいでしょうか。それは，勉強の仕方を確認することです。ワーキングメモリーがやや弱い場合，「15分で10問を解きましょう」という方法だと，徐々に解答スピードが落ちていき，終盤では何に取り組んでいたのかを忘れることがあります。そこで，１問を解いては１問を丸付けするというように細かく取り組んでいくと，本人の理解が進みやすくなります。

つばさくんの SOS

つばさくんは，4歳のときに白血病の治療を行いました。本人は治療のことをあまり覚えていません。小学校は元気に入学しましたが，3年生のころから忘れ物が目立ち，4年生には算数の成績が2段階も下がりました。母親は気になっていましたが，誰に相談してよいかもわかりませんでした。

そこで，外来の看護師に「最近，学校の成績が少し落ちてきたんですけど，これって先生に相談するのもおかしいですよね」と尋ねてみました。すると看護師は「おかしくないですよ。医師から心理士に"考える力"の検査も依頼できますから，担当医に相談してみてください」と促しました。つばさくんの検査結果は，障害の水準ではありませんでしたが，ワーキングメモリーが「標準より少し下」というものでした。心理士は親子に，勉強の仕方や担任との面談をアドバイスしました。学校の合理的配慮がつばさくんの学習を支えました。

高校では「自分で計画を立てて実行する」という練習を繰り返し，大学時には公務員試験をめざし，無事に合格しました。現在は福祉課で，自分のような困難に遭遇した人を支えたいとがんばっています。

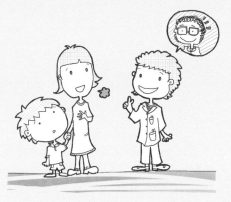

母親がつばさくんの学業成績の低下に気づき，"考える力"の検査を受けることにつながり，彼の将来の可能性を拓きました。子どもの身体は成長していくため，考える力にも働きかければ，まだ伸ばせるのです。

「考える力」の検査で作戦会議

　学校や外来でも気づかれにくい認知機能の晩期合併症を早期にみつけて，適切な教育環境を整えるためには，考える力の検査を定期的に実施しておくことが重要です。具体的には，ウェクスラー式知能検査による測定を行うことです。稀少疾患であっても，算出された数値の比較が国際的に可能であるためです。また，学業に困難がみられる場合には，知能検査に加えて，読み書き障害のスクリーニングを実施することが望まれます。

　このとき医療者にとって大切なのは，親と本人に検査の目的を明確に伝えることです。考える力の検査の目的は2つあります。1つ目は，どの能力が弱い（原因）からどうなっているのか（現状）の把握です。2つ目は，それを踏まえて，だからどうすべきかという学習戦略を立案することです。

　家族と本人にこれらの目的が明瞭に伝えられていると，家族は検査のフィードバックも，その結果を生活に生かそうという態度で臨むことができます。検査は実施することよりも，その結果をもとに生活をよりよくしていく環境調整が重要なのです。家族と本人をどのように検査に導入するかは，検査結果やその後にも影響を及ぼします。検査実施とフィードバック自体が本人にプラスをもたらす介入になる必要があります。

医療と教育の連携

　考える力の検査の結果は，文部科学省の策定する「個別の教育支援計画」と「個別の指導計画」に反映されなければなりません。子どもが特別支援教育を受けている場合はもちろんのこと，子どもが通常学級にいても，困難を抱える子どもには担任が個別の教育指導計画を立てなければなりません。その際に，子どもの考える力の水準を抜きにして計画を立てることはできません。

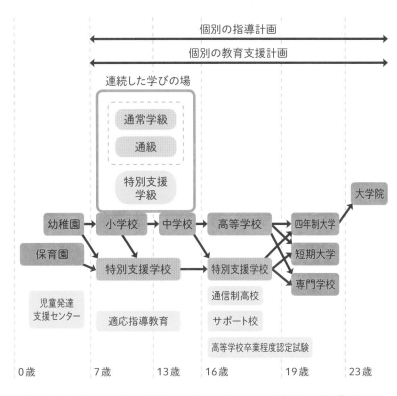

個別の指導計画

個別の教育支援計画

連続した学びの場

通常学級

通級

特別支援
学級

幼稚園 → 小学校 → 中学校 → 高等学校 → 四年制大学 → 大学院

保育園

特別支援学校 → 特別支援学校 → 短期大学

通信制高校

専門学校

児童発達
支援センター

適応指導教育

サポート校

高等学校卒業程度認定試験

0歳　　　　　7歳　　　　13歳　　　　16歳　　　　19歳　　　　23歳

図7-1 ● 教育における「個別の教育支援計画」と「個別の指導計画」

　この「個別の指導計画」は，乳幼児期から就労期までを一つの支援計画で貫いています（**図7-1**）。各発達段階や各関係機関で漏れがないように，一つの計画書で策定していこうという画期的な生涯支援政策なのです（**図7-2**）。小児がん経験者を含めて困難がある子どもは，この生涯支援政策にのらないといけません。その入口が，療育での支援計画の作成であったり，学校での指導計画の作成であったりします。筆者が患者・家族に積極的に地域の相談機能の活用を勧めるのは，この流れに入って支援を得てもらうためです。

病院のなかで生涯支援の鍵を握っているのは，院内学級の教員です。子どもの入院中に検査結果に基づいた「個別の指導計画」と「個別の教育支援計画」を院内学級の教員に作成してもらうことができます。そして，復学支援会議のときにその計画書に基づいて本人と家族と教員で合意を形成していきます。医師や看護師や心理士はその合意形成のための参考意見の提出者になります。

　特に，検査を実施した病院側の心理士や親が，学校側のスクールカウンセラー（心理士）や担任や養護教諭と連携を図ることが有用です。スクールカウンセラーや養護教諭は1年で交代しないうえ，養護教諭は校内委員会の保健部門の委員長であったりするためです。

　一方の親は，担任に相談しながらも，内容によっては教育委員会との窓口になる教頭と話すことになります。補助員や加配などの人件費や，階段の手すりやエレベーターの設置などの設備費は，学校が教育委員会や自治体と話し合わなければなりません。教育支援も内容によっては，無料ではないからです。

　復学時に筆者は親に，医療は365日対応ですが，教育は年度で固定されていることを話します。つまり，教育は相談のタイミングを逃すと，1年後まで待たなければなりません。教育側に早めに相談して，早すぎることはないのです。

対象児童生徒	年　　　組 (名前)	記載日	年　月　日　～ 年　月　日	記載者 (全員)	

	単元名	本児の目標	目標設定理由 (本児の実態)	目標についての評価			具体的な手立て	手立てへの評価
教科全体					≪	教科全体		
国語						国語		
算数					≪	算数		
他の教科					≪	他の教科		
生活行動面					≪	生活行動面		
家庭						家庭		

図7-2●個別の指導計画の様式例

〔文部科学省：特別支援教育について；資料5 個別の指導計画の様式例（https://www.mext.go.jp/a_menu/shotou/tokubetu/material/1298214.htm）. をもとに作成〕

7

子ども時代の黄金期（小学4年生から6年生）

りかちゃんの復学支援会議

　病院でりかちゃんの復学支援会議が開かれました。会議には，親と担当医と看護師，院内学級と原籍校の教員，心理士が集まりました。原籍校の教員は小児がんの子どもを受け持ったことがありません。教員の不安を察した看護師は，感染のリスクだけでなく，予防行動についても具体的に説明しました。

　医師は，治療は滞りなく終了し，外来の間隔は徐々に空いていくことを伝えました。親は年間行事表を見ながら，医師と教員に参加の有無を確認しました。また院内学級の教員は，りかちゃんがどうしたら課題に取り組めるのかについて補足しました。原籍校の教員は「りかちゃんができないから0点ではなく，どうしたらできるかの代替評価も考えておく必要がありますね」と言いました。

　原籍校の教員は帰り際，看護師に「今日のように準備すると，私も自信をもって，りかちゃんを迎えることができます」と言いました。

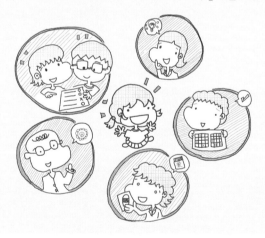

　医師と教員が揃う復学支援会議は，親にとって非常に貴重な機会です。学校生活の過ごし方は，晩期合併症が障害として影響するかどうかが鍵となってきます。それと同時に，受け入れる側の教員のモチベーションを高めなければなりません。復学支援会議での教員への情報提供は，自信をもって子どもを迎えてもらうために行います。

小学校の終わりにはおおまかな進路を

　学童期後期においてもう一つ重要なことは，高校卒業で就労するか，大学進学をめざすのかをあらかじめ考え始めるということです。というのも，就職活動のタイミングを逃してしまうと，家で過ごす生活になってしまうことが往々にしてあるからです。

　また，小中学校には「連続した学びの場」という制度が設けられています。それは，通常学級で合理的配慮を受けたり，特別支援学級にいながら数科目を通常学級で受けるなど，通常教育と特別支援教育の連続性によって，子どもの困難に応じて学びの機会を提供していることを指します。しかし，これらの教育支援は，小中学校にしか設けられていません。少数の学校を除いて，高校は特別支援学校か通常教育の高校かの二者択一になってしまいます。高校受験の年に進学先を考えても，学力を身につけるには時間が足りなくなってしまいます。少しでも困難がある場合は，義務教育の間に教育支援を利用して，能力を伸ばし，次の高校の段階に備えましょう。

　以上のように，小学校高学年には身体能力が充実し，子ども時代の黄金期を迎えます。ところが，小児がんを経験した子どもは将来の夢に密かに挫折をしていたり，「考える力」にも晩期合併症の懸念が出てきます。子どもがおとなしい場合は，さらに「考える力」の困難に気づかれにくくなります。ですから，治療後は定期的に身体だけではなく，「考える力」もフォローして，その結果を教育支援につなげる必要があります。親は子どもの食事に気を配り，子どもは適度な運動をし，できることを増やし，困難な場面をおとなしくやりすごさないことが大切です。

　義務教育の９年間で大切なことは２つです。子どもが経験するであろう困難を拡大させないことと，作戦を立てて最大の教育

効果を得ることです。したがって，看護師を含む医療者がその目的を理解して，長期フォローアップ外来に認知機能のアセスメントを組み込むことが大切です。

──────────────── 文 献 ────────────────

1) Lee DI, Shiroma EJ, Lobelo F, et al：Effect of physical inactivity on major non-communicable diseases worldwide：an analysis of burden of disease and life expectancy. Lancet 380 (9838)：219-229, 2012.
2) Florin TA, Fryer GE, Miyoshi T, et al：Physical inactivity in adult survivors of childhood acute lymphoblastic leukemia：a report from the childhood cancer survivor study. Cancer Epidemiol Biomarkers Prev 16 (7)：1356-63, 2007.
3) Landier W, Skinner R, Wallace WH, et al：Surveillance for late effects in childhood cancer survivors. J Clin Oncol 36 (21)：2216-2222, 2018.
4) Liu W, Cheung YT, Conklin HM, et al：Evolution of neurocognitive function in long-term survivors of childhood acute lymphoblastic leukemia treated with chemotherapy only. J Cancer Surviv 12 (3)：398-406, 2018.
5) Reddick WE, Taghipour DJ, Glass JO, et al：Prognostic factors that increase the risk for reduced white matter volumes and deficits in attention and learning for survivors of childhood cancers. Pediatr Blood Cancer 61 (6)：1074-1079, 2014.
6) Krull KR, Bhojwani D, Conklin HM, et al：Genetic mediators of neurocognitive outcomes in survivors of childhood acute lymphoblastic leukemia. J Clin Oncol 31 (17)：2182-2188, 2013.
7) Schatz J, Kramer JH, Ablin A, et al：Processing speed, working memory, and IQ：a developmental model of cognitive deficits following cranial radiation therapy. Neuropsych 14 (2)：189-200, 2000.
8) Edelmann, MN, Ogg RJ, Scoggins MA：Dexamethasone exposure and memory function in adult survivors of childhood acute lymphoblastic leukemia：a report from the SJLIFE cohort. Pediatr Blood Cancer 60 (11)：1778-1784, 2013.
9) Hardy KK, Embry L, Kairalla JA, et al：Neurocognitive functioning of children treated for high-risk B-acute lymphoblastic leukemia randomly assigned to different methotrexate and corticosteroid treatment strategies：a report from the children's oncology group. J Clin Oncol 35 (23)：2700-2707, 2017.
10) Hill DE, Ciesielski KT, Hart BL, et al：MRI morphometric and neuropsychological correlates of long-term memory in survivors of childhood leukemia. Pediatr Blood Cancer 42 (7)：611-617, 2004.
11) 文部科学省初等中等教育局特別支援教育課：通常の学級に在籍する発達障害の可能性のある特別な教育的支援を必要とする児童生徒に関する調査結果について. 2012. https://www.mext.go.jp/a_menu/shotou/tokubetu/material/__icsFiles/afieldfile/2012/12/10/1328729_01.pdf

第 **8** 章

いびつな
思春期の入り口
（中学生）

中学生は思春期の真っ只中にいます。子どもたちは第二次性徴を迎え，心も身体も変化していきます。外来では，治療後も無事に第二次性徴が訪れることを確認します。それは，生殖機能が成熟することだけでなく，親離れと仲間づくりにとっても重要だからです。

　本章では，思春期における治療との関係について考え，その対応について述べます。

第 二 次 性 徴 の 始 ま り

　思春期は第二次性徴の到来とともに始まります。成長スパートが始まる平均的な年齢は，女子で9歳，男子で11歳であり，そのピークの時期は一般に，女子は11歳，男子は13歳前後にあたるといわれています[1]。身長が急激に伸び，子どもはいきなり大人の仲間入りをしたような気がして，戸惑ってしまうかもしれません。

ホルモンの重要性

　小学校高学年から，女子では初潮，男子では初めての精通が起こることで，第二次性徴のピークを迎えます。そして体毛も生えてきます。男子は声変りをし，肩幅が広くなり，胸板も厚くなってきます。女子は乳房が発達し，身体が丸みを帯びてきます。

　こうして目に見えて体つきも変わり，徐々に子どもっぽさを失っていきます。ブロス（Blos P，1904-1997）は，大人として生まれ変わる思春期の様子を「第二の誕生（new birth）」と呼びました[2]。こうした第二次性徴の出現や体型の変化，生殖器官の成

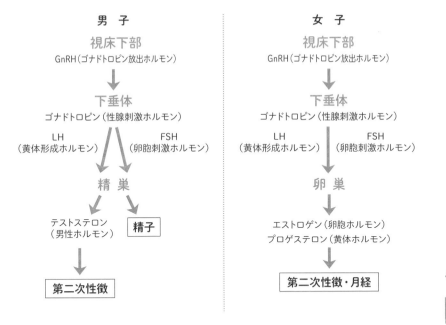

男 子

視床下部

GnRH（ゴナドトロピン放出ホルモン）

↓

下垂体

ゴナドトロピン（性腺刺激ホルモン）

LH   FSH
（黄体形成ホルモン） （卵胞刺激ホルモン）

↓

精 巣

テストステロン   精子
（男性ホルモン）

↓

第二次性徴

女 子

視床下部

GnRH（ゴナドトロピン放出ホルモン）

↓

下垂体

ゴナドトロピン（性腺刺激ホルモン）

LH   FSH
（黄体形成ホルモン） （卵胞刺激ホルモン）

↓

卵 巣

エストロゲン（卵胞ホルモン）
プロゲステロン（黄体ホルモン）

↓

第二次性徴・月経

図8-1●男子と女子の第二次性徴

熟は，いずれも性ホルモン（男子：テストステロン，女子：エス
トロゲン）によって引き起こされます（**図8-1**）。

　しかし，幼少時に治療を受けた子どもたちのなかには，晩期合
併症のために，この性ホルモンが適度に分泌されず，子どもっぽ
いままになってしまうことがあります。性ホルモンの欠乏により
第二次性徴が出現しないことを性腺機能低下症と呼びます。性腺
とは男子において精巣，女子において卵巣を指します。成長スパ
ートが起こらないと，思春期の子どもの成長率は低下していきま
す。

　身体の大きさは，家族関係に暗に影響を及ぼします。家族のな
かでは，下のきょうだいの身長が急激に伸び，治療を受けた子ど

もや親をあっという間に追い越して，青年になっていくことも起こります。きょうだいと比べると，12％の小児がん経験者は低身長だったという報告[3]もあります。治療を受けた子どもが小さいままで，きょうだいがぐんぐん成長していくと，家族の期待がきょうだいに集まることがあります。その反対に，きょうだいには何の心配もいらないからと，治療を受けた子どもに過度に心配が集中することもあります。

　きょうだいの立場からすると，同胞が病気だということで，通常どおりに育っている自分自身が勝手に家族の期待を背負わされたり，一方的に手のかからない子どもだと判断されたりします。つまり，年齢に応じたあるべき成長を遂げていない子どもが家族にいるときは，容易に家族関係のバランスが偏ります。この時期は，親がきょうだいの話が聞けているのかなど，きょうだいと親の親密性も確認するとよいでしょう。

　親密性については，研究にヒントが隠されています。米国の家族心理学の研究[4]では，情緒的に親密な家族は，孤独を感じにくいと示唆されています。家族メンバーのそれぞれが温かく，愛されているという感覚をもち，何でも話してよいし，感情表現をしてもよい家族だと認識している場合は葛藤が少ないと解釈されています。子どもががんになったときも，それぞれの家族メンバーがそれぞれの体験を話して共有できる家族は適応がよいと述べられています。このような家族のあり方は欧米的であり，日本にどれほど当てはまるのかの検証は必要でしょう。しかし，かつてより欧米化している日本の家族にも，家族内での共有と共感のコミュニケーションの重要性は当てはまるのかもしれません。

　他方，ホルモンの分泌が足りない子どもには，ホルモン補充療法を行い，第二次性徴を迎えられるようにします。そして，成人期にわたりホルモン補充療法を継続しなければなりません。しか

し幼少期に小児がんを治療し，その後も長く順調に生活できているると，思春期になる前に親の判断で通院をやめてしまう人がいます。第二次性徴は大人の身体につくり替えるだけでなく，心の発達にも影響します。性腺機能低下症と認知機能の低下の関連を指摘する研究[5]もあります。くれぐれも自己判断で通院をやめないよう，少しずつ第二次性徴の情報を提供していきましょう。

秘密をもって境界線を引く

では，第二次性徴と心がどう関係するのでしょうか。ここで思春期の心理的なメカニズムを紐解いてみます。

まず学童期には，自分で自分の身体をコントロールできていたのが，瞬く間に自分の身体が勝手に変化していくように思えて不安を覚えます。さらに，異性とのつきあいは，まだそれほど現実的ではないものの，その興味や関心は高まってきます。とはいえ学童期のように，異性への関心を無邪気に親に相談することはしにくくなります。結果として，親には言えない秘密をもつようになります。

秘密があることは，親との間に心理的な境界線ができたということです。それまでは何でも親に打ち明けて従っていたのが，次第に自分で判断して解決していかなければなりません。つまり親と一線を画して，自律的にやっていこうとするのです。

第二次性徴による身体の変化をきっかけに親への秘密をもつようになり，心理的に距離をとって親離れをしていく，これが思春期の親離れのメカニズムです。ですから，第二次性徴の到来は心の発達にとっても欠かせないのです。

そうすると，前述の家族メンバー間の親密性も変化していきます。親にしてみれば，以前に比べて何も言ってくれなくなったと寂しい思いをするかもしれません。しかし，それが子どもの正常

な心の発達です。子どもが距離を置き始めたら，親もそれに合わせて距離を保ちましょう。コミュニケーションのダンスです。最初のステップは必ず子どもから踏み出します。それを親が見守り察知してから，ダンスが始まるのです。ただし，中枢神経を含む治療を受けた子どもで，思春期になっても秘密をもてず，何でも明け透けに話す場合は，発達の遅れに注意する必要があります。

　思春期に親離れが進むといっても，急に親からの心理的な独立が達成できるわけではありません。独立した自分というものをつくっていく過程は，誰にとっても容易なことではないからです。内心，子どもには心細さもあって，実はとても親に依存している状態でもあります。本人はその自覚があるからこそ，懸命に親から距離をとって自分を保とうとします。

　親と衝突したり，距離を置いたり，反抗したり（第二次反抗期），いろいろと試行錯誤を重ねて自分らしいかかわり方をみつけていきます。この過程は青年期が終わるまで続きます。

　一方，治療後の第二次性徴は，長期フォローアップの最大の関心事であり，本人だけの秘密にしてはおけません。子どもが本来もっとも秘密にしておきたいその到来は，医療者や親の知るところとなります。

　外来では，子どもは思春期であっても正直に話さなければならない環境に身を置いており，また，そのことに慣れていきます。小児がん経験者も親も，正直であることで助けられる経験を医療のなかで積み重ねていきます。しかし，世間や社会ではそれが必ずしも通用するわけではありません。詳しくは，第9章で述べます。

大人の矛盾を見抜けるか

　子どもたちは抽象的な思考により視野を広げるだけでなく，親

の矛盾した言動も見抜けるようになります。それまでは完全だと思っていた親が、決してすべての面で優れているわけではなく、間違えていたり、理屈の合わない言動をしたりすることがみえてきます。そして、「大人は汚い」とか「社会が悪い」などと言って、親に反抗します。親が自分とは別のひとりの矛盾のある人間としてみえてくるのです。

ところが、思春期に入院すると事情は異なります。病気や治療の説明も「親を通して話さず、全部自分に説明してほしい、自分で納得したかった」という子どもがいる一方で、「自分のせいで家族が大変になり反抗する気持ちがあまりなかった」「（不満を）言わなきゃよかったと後悔した」と振り返る子どももいました[6]。

他方、第二次性徴を迎えておらず、考える力が弱かったりすると、なかなか親から距離をとることができません。というのも、親の矛盾した言動を見抜けないからです。そうすると、喧嘩一つをとっても、内容が稚拙なままになります。「親が自分の言うことを聞いてくれなかった」「自分が食べたいものではなかった」というような、学童期の喧嘩とあまり変わり映えしません。

子どもが親と喧嘩をすることが反抗期なのではありません。世の中の理不尽さや親の身勝手さに反感をもてるようになることが思春期の子どもたちに起こる洞察なのです。インタビュー調査[6]でも、「なんで私なの？」と発病に対する怒りが描かれています。思春期の子どもは、自分が病気になるという最大の理不尽さに怒りを覚えて当然なのです。それを和らげてくれたのは、診療の合間に顔を見にきてくれる看護師や医師なのです。

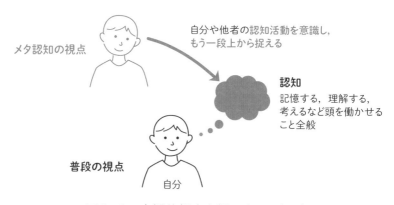

メタ認知の視点

自分や他者の認知活動を意識し，もう一段上から捉える

認知
記憶する，理解する，考えるなど頭を働かせること全般

普段の視点

自分

図8-2● 客観的視点を提示するメタ認知

メ タ 認 知 の 発 達

　認知的な発達は決して思春期に完成されるわけではありません。青年期，成人期初期の間も発達し続け，自分で問題を認識し対処しながら，自分なりの思考方法を確立し続けていきます。そして，具体的なものにとらわれないで，より抽象的な思考ができるようになります。自分を客観的に認識する「メタ認知」も備わってきます（**図8-2**）。

抽象的な思考が死を予感させる

　抽象的な思考ができるようになると，親の姿が前と異なってみえてきます。それまでは，自分の身近なものに基づいて考えることしかできなかった子どもが，さまざまな観点から物事を相対的に捉えたり，抽象的に理解したり，将来を見通すことができるようになります。親は変わらぬままでも，子どもが変わってくるのです。ピアジェ（Piaget J，1896-1980）はこの期間を，子ども

の思考が具体的操作から形式的操作に移る時期としています。

骨髄移植を受けていた中学生は，毎日仕事帰りに付き添ってくれる母親の身体のことを心配していました。自分の移植の大変さより，親のほうを心配できるようになるのも，視野の広がった中学生だからこそです。

また，身近な家族や学校のことだけでなく，社会全般や自分の遠い将来についても関心を払うようになります。そのため，この時期に入院治療を受けた子どもは，退院後の復学だけでなく，遠い将来についても漠然とした不安を抱えています。

思春期の小児がん経験者へのインタビュー調査[6]でも，入院時には「修学旅行や受験勉強という予定していた計画ができなくなり，どうしよう」と将来を悲観していたり，腫瘍だと告知を受けた子どもが，それはがんだとイメージでき，「自分は死ぬんだな」と思ったことをのちに明かしています。

また同調査[6]では，告知を受けていない子どもであっても，点滴をされたときに具合が悪すぎて「自分でどうしようもできない，死んじゃうかもしれない」と話したり，同じ病気の子どもが亡くなったことを知ると「自分も死んじゃうのかな？」と感じていたことを打ち明けています。抽象的な思考ができるようになったため，病気の受け止め方も学童期よりさらに深くなります。

8

いびつな思春期の入り口（中学生）

メタ認知と幼い振る舞い

3歳未満で頭部に放射線の治療を受けたり，脳腫瘍の治療を受けたりした子どもたちの一部には，思春期の抽象的な思考があまり発達しないことがあります。そうすると，幅広い視点や長い展望がもてず，親の言動の矛盾にも気づかないので，親や世間に反抗するということが起こりません。自分だけの秘密をもって親との関係に境界線を引くことも起こらないため，親とは親密な関係

のままです。

　そうすると年齢に比して，幼い振る舞いが目立ってきます。中学生以降になっても，ぬいぐるみに話しかけたり，一緒に寝たりしている子どももいます。そのような様子が成人期以降も続く人がいます。

　子どもの幼さに成長の遅れを感じ，焦り始める親は，「中学生になったのだから，これからはひとりで買い物に行きなさい」「自分で切符を買ってみなさい」など，中学生になったことを区切りに子どもにひとり立ちを促そうとします。親のほうから境界線を引くことを試みているのです。しかし，これはあまりうまくいきません。

　子どもからすれば，海で泳ぐ準備が整っていないのに，親に後ろから背中を押されるようなもので，子どもはたちまち溺れてしまいます。そして，よかれと思って背中を押した親は，すぐに子どもを助けながら，「突然こんなことをして悪かった」と自己嫌悪に陥ります。

　ある年齢に達すればなれる中学生や高校生という身分が，ひとり立ちができるという保証にはなりません。幅広い視点や長い展望がもてないと，高校以降の進路を描くことにも苦労します。自分を客観視するメタ認知がうまく働かないからです。

　これを裏づけるように，前章で述べたワーキングメモリーの脆弱性とともに，メタ認知の弱さを指摘する研究[7]もあります。また，一般の中学生のワーキングメモリーとメタ認知を調べた研究[8]でも，ワーキングメモリーの容量が小さい生徒は自己評価に対する適切なメタ認知ができておらず，長期間にわたって「わかったつもりでいる」と報告されています（図8-3）。要するに，メタ認知が弱く，客観視も弱いと，本人にはあまり困り感がありません。自分は物事を理解していないということに気づけないからです。

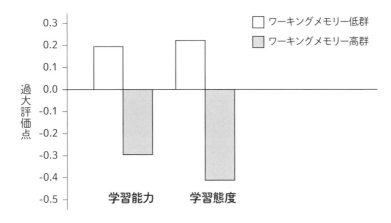

図 8-3 ● 学習能力と学習態度について自己に対する過大評価の得点

（福丸奈津子，湯澤正通：中学生のワーキングメモリとメタ認知の関係；ワーキングメモリ容量が自己評価にどのような影響を及ぼすのか．日本心理学会第81回大会発表論文集，2017，p956．より引用）

子どものほうから親と距離を置かないうちは，親が子どもをフォローしていかなければなりません。そして，親が客観視して子どもの先の展望を見通していく必要があります。

自意識の高まり

　一般的に，思春期の急激な心身の変化は，学童期にいったんつくり上げた自分を保てなくさせます。もはや子どもではなくなり，男性または女性としての自分を新たにつくり始めなければなりません。そして，子どもが親から距離を置くにつれて，親に向けられていた愛着が，次第に自分自身へ対するものに置き換わっていきます。

揺らぐ自己イメージ

　思春期には，身体を含めた自分というものに過剰ともいえる関心をもち，他人の目には自分がどう映るかを非常に気にかけるようになります。子どもは治療で髪の毛が抜けることも，その後に髪が薄いままであることも非常に気にします。看護研究のインタビュー[6]でも「触らないのにほとんど髪が抜けちゃって」と驚愕し落胆した経験者が捉えられています。手術の傷跡や，放射線治療による皮膚や爪の変色，治療の影響で体型が太ったり痩せたりするのも気にします。いずれも自意識の高まりに起因して自分のイメージが揺らぎます。

　そして，他者のほんのひと言に傷ついて，自分が卑小に感じられ，劣等感にさいなまれることもあります。思春期の心の状態はとても脆く，不安定なものだからです。しかし，病棟には「小さい子がいっぱいいた」ため，容易に家族や医療者と話せる環境になかったという思春期の患者もいます[6]。小さい子どもに比べると，手がかからないように思われ，思春期の子どものほうでも，そのような大人の対応に合わせてしまいます。

　ですから，大人からの「いろいろなことを気にしなくてもいいよ」という言葉は思春期の子どもの心には響きません。むしろ，長期フォローアップ外来において，さりげなくカバーメークやおしゃれウィッグの存在を知らせ，身なりを整える方法も伝えましょう。

しんじさんの本当の悩み

　しんじさんは退院後, 順調に中学校生活を送っていました。けれども, あるときから少しずつ口数が減っていきました。親はあまり気にしないようにしていました。ところが, ある朝, しんじさんは「今日は学校に行きたくない」と言い, 自室に閉じこもってしまいました。

　そして, 何日も休むので, 親は心配になり, 医師に相談しました。反抗期だろうという医師もいれば, 軽いうつ症状なのではないかという医師もいました。気持ちを明るくする薬を処方されましたが, ほとんど変化はありません。

　翌月の外来で, 看護師がウィッグのパンフレットを配っていました。しんじさんもそれを受け取り, 「これ, やってみたい」と小さな声で言いました。後日, しんじさんは母親と店に行き, 気に入ったウィッグを見つけると, それを身につけて学校に行きました。

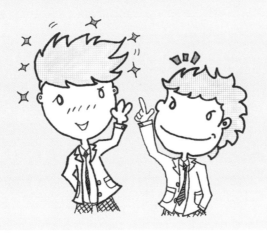

　思春期のしんじさんは復学して, 女子生徒の視線が気になるようになったのです。女子の“見た目ケア”は広がりつつありますが, 男子は言い出しづらかったりします。思春期は自己イメージが重要な意味をもちますが, 親とは距離を置きたいので, いちいち相談したくはありません。子どもは親以外の人からの支えを必要としています。看護師が“見た目ケア”の情報を提供するだけでも支援になります。

学校のなかの安全保障

　看護師のほかにも，親に代わって，この時期に大切になってくるのは同世代の同性の友人です。自分が気にしていることも，次第に友達との情緒的交流をしていくなかで，共に認め合い，安定したものとなっていきます。

　しかし時に，自己像へのこだわりが行きすぎてしまう場合もあります。自分が他者にどう思われているのかについて過剰にとらわれてしまい，身動きがとれなくなり，学校の友達と会うのを避けるようなこともあります。幼少期の治療であっても，思春期になってからの自意識の高まりにより，学校の友達に会うのが怖くなる子どももいます。

　学校の友達が怖くなるのは，何も小児がん経験者に限ったことではありません。不登校や虐待，家庭の事情により長期欠席をしていた子ども，転校生など皆，すでにでき上がっている学級に入りづらさを感じるのは一緒です。

　第1章で述べたマズローの5段階欲求説を思い出してください。生理的欲求と安全の欲求という2つの段階を経て初めて，所属の欲求が出てきます。要するに，復学の際に子どもが心配になるのは，学級には所属をしたいのだけれど，ほかのクラスメイトに何か言われるのではないか，ということです。もっと平たくいうと，「攻撃的なことを言われるのではないか」と内心，ビクビクしてしまうのです。その段階にあるうちは，誰も攻撃的なことを言ったり，批判したりしないという安全を学級のなかで保障する必要があります。本人が見た目や能力で多少の違いを気にする場合は，担任に配慮を相談しましょう。

> ### 事例 12
>
> ## まみこさんへの思いやり
>
> 　まみこさんは無事に治療を終えて，中学校に戻ることになりました。彼女が登校する前日に，担任は皆に話をしました。
>
> 　「まみこさんについてのお話があります。これまで彼女は皆さんとたくさん勉強したり，遊んだりしたかったのですが，病気の治療のために長く休んでいました。ですが今回，治療が順調に終わり，明日，まみこさんが帰ってきます。彼女は少しずつがんばり始めるので，皆さんは気づくことがあったらサポートしてあげてください」
>
> 　このように話して，学級の雰囲気を整えました。翌日，まみこさんは復学し，こうへいくんの隣に座りました。
>
> 　長期フォローアップ外来では，まみこさんは看護師に「隣の席のこうへいくんが，いつも教室移動のときに荷物を持ってくれる」とうれしそうに話してくれました。まみこさんはこうへいくんの心遣いに好意を寄せて，毎日登校できました。

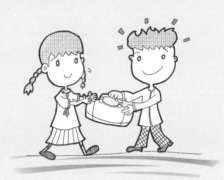

　親のなかで時々，「特別扱いをしないでください」と依頼をして，担任がクラスの皆に何の話もしないまま，本人がクラスに戻っていくことがあります。これではクラスメイトに戸惑いが生じ，かえって歪んだ特別扱いが生まれてしまいます。クラスメイトは，治療を受けた子どもにどのようにかかわってよいのかわからないからです。治療を受けた子どもが掃除や運動を免除されても，クラスメイトは理由がわからないので，悪気もなく敬遠してしまいます。また，ひとりのクラスメイトが復学した子どもにさりげなくサポートを提供しても，周囲は冷やかします。

　ですから，クラスとしては，全面的に治療後の子どもをサポートをするという基本方針を担任から皆にしっかり話してもらう必要があります。そうすることが治療後の子どもをクラスに帰りやすくします。

ポピュレーションアプローチとハイリスクアプローチ

　担任に配慮をお願いするとは，具体的にどういうことなのでしょうか。それは，担任がポピュレーション（学級全体）アプローチとハイリスク（個別）アプローチを組み合わせることで，復学を円滑に進めることです。このアプローチは，もともと集団の健康を捉える公衆衛生学から発展してきました。学級運営もさまざまな背景を有する子どもの集団を指導するため，このアプローチが応用できます。

　ちなみに，事例12の担任は，まみこさんに「今日はここまで進めてよくやったね」「だいぶ解けるようになったね」など，必ずひと言，褒めていました。まみこさんはもっとがんばって褒められたいと思い，またがんばる，という好循環に入りました。看護研究[9]においても，子どもの「リズムにのった！」という発言により復学支援が成功して，子どもが好循環に入ったことを捉えています。ハイリスク（個別）アプローチの成功です。

　同研究[9]はさらに，担任が復学を支援するプロセスには「クラスメイトとの一体化」が中核としてあったという指摘をしています。これはまさしくポピュレーション（学級全体）アプローチが功を奏したことを指しています。

　そして子どもは，マズローの5段階欲求説の3つ目である所属欲求まで満たされると，自分と友達の価値観が一致しないことを経験しても傷つきません。むしろ，そのときに自分と友達の考え方のバランスをとることを学んでいきます。同時に，親には言えない秘密を友達に打ち明けて，悩んでいるのは自分だけではないと知って安堵するような，成長を支え合う仲間を身近にもてるようになります。

　治療後の子どもたちは，交換日記をしたり，授業中に手紙を回したり，帰り道にどこかに立ち寄って長話をしたりする経験が少

ないかもしれません。部活にも参加できるくらい元気な子どもも
いますが，体調によっては保健室登校をしたり，放課後はすみや
かに帰宅して休息をとったりする子どももいるでしょう。

　そのような時間的制約を考えても，友達と交流できるのは貴重な
機会です。この時期の同世代の親密な友達との付き合いは自己形成
のうえでとても大切ですから，あらゆる機会を活用したいものです。

　以上のように，思春期の子どもは第二次性徴が始まり，メタ認
知も発達することから，秘密をもてるようになり，親との距離を
置くようになります。抽象的な思考が視野を広げると同時に，大
人の矛盾を見抜けるようになり，反抗的な態度もとれるようにな
ります。ところが，疾患や治療の影響によりメタ認知が発達しな
いと，子どもの客観的な認識は育たず，言動が幼いままであるこ
とがあります。その場合は，親が教育と就労のかじ取りをして，
医療者と教育者はそれを支援していく形になります。

8

いびつな思春期の入り口（中学生）

──────── 文　献 ────────

1）伊藤純子：成長. 小児内科51（11）：1753-1756, 2019.
2）Blos P：The Second Individuation Process of Adolescence. Psychoanal Study Child 22（1）. 162-186, 1967.
3）井上雅美：小児白血病患者の晩期合併症. 内科124（4）：2149-2152, 2019.
4）Van Schoors M, De Paepe AL, Norga K, et al：Family members dealing with childhood cancer：a study on the role of family functioning and cancer appraisal. Front Psychol 10（1405）：1-10, 2019.
5）van Iersel L, van Santen HM, Potter B, et al：Clinical impact of hypothalamic-pituitary disorders after conformal radiation therapy for pediatric low-grade glioma or ependymoma. Pediatr Blood Cancer 67（12）：e28723, 2020.
6）前田陽子：思春期に小児がんを発症した患児の入院体験. 日本小児看護学会誌22（1）：64-71, 2013.
7）Bava L, Johns A, Kayser K, at al：Cognitive outcomes among Latino survivors of childhood acute lymphoblastic leukemia and lymphoma：A cross-sectional cohort study using culturally competent, performance-based assessment. Pediatr Blood Cancer 65（2）：1-8, 2017.
8）福丸奈津子, 湯澤正通：中学生のワーキングメモリとメタ認知の関係；ワーキングメモリ容量が自己評価にどのような影響を及ぼすのか. 日本心理学会第81回大会発表論文集, 2017, p956.
9）加藤千明, 大見サキエ：小児がんに罹患した子どもの復学を担任教員が支援していくプロセス；院内調整会議後の学校生活適応プロセス. 日本小児看護学会誌21（2）：17-24, 2012.

第 9 章

AYA世代の深い森（高校生と大学生）

エリクソン（Erikson EH）は，青年期全体（高校生と大学生）の発達課題を「アイデンティティの確立」としました。この世代に発症する稀少がんへの対策を求めるために，10代後半から30代前半までをまとめて，AYA（adolescent and young adult；思春期・若年成人）世代と呼ぶようになっています。

　本章では，AYA世代のかかえる課題を切り口にして，教育と就労の支援までを考えます。

独自性からアイデンティティへ

　思春期は第二の分離 – 個体化期といわれています。簡単にいうと，第二の親離れです。このころになると，自我が目覚め，学童期までに培われた価値観や道徳観，自分の感覚というものについて疑問をもつようになります。そして，自分が抱いている多くの価値観や道徳観は，親から取り入れたものだと気づきます。

独自生の追求

　青年期には，親の借り着ではない新しい自分をつくろうとします。親とは異なる自分を発見し，親が勧めるものについては断ったり，自分で吟味したりするようになります。

　同時に，権威的な教員や社会的規範に対しても批判したり，反抗心が芽生えます。これは発達の一過程として生じるもので，「自分はこう思う」と表明することを通じて，自分自身の独自性を確認しているともいえます。

　そして，高校や大学の進路決定時に，親子間でこの表明がぶつかり合います。子どもからすれば，進学や職業の決定は，親が自

分に抱く期待をいかに取り込んでいくかという課題になります。いくつかの研究[1)2)]では，親が進路に対する考えをはっきりと子どもに伝えると，子どもが葛藤や親との不一致を経て，アイデンティティを獲得していくと示唆されています。エリクソンによると，アイデンティティとは自分のなかで自分が連続しているという内的な同一性と，自分という存在が社会からも承認されているという社会的な同一性の2つの意味があります。

アイデンティティの獲得

　独自性の追求というのは，言いかえると，他者との差異化（differentiation）になります。これは，学業，サークル，アルバイトなどの役割実験の場をとおして進んでいきます。自分と他者との違いを認識し表明するのですが，これが心理的危機と背中合わせなのです。というのも，違いを周囲に受け入れられれば強みや魅力になりますが，受け入れられなければ偏見や差別につながるからです。これを繰り返して，最終的には自分のアイデンティティをつくり上げていくのです。要するに，アイデンティティは社会との折り合いを抜きには確立できません[3)]。

　ところが高校生や大学生の時期に入院すると，この独自性の追求が中断され，役割実験ができないためにアイデンティティの獲得が難しくなります。身の回りのことが自分でできる高校生や大学生が入院しても，副作用や治療による身体的制約のために親からの世話を受けずには過ごせません。物理的にも心理的にも親から離れようとしていたのに，ますます親から離れられない状況になります。

　一方，友人との親和欲求が高まる時期に，友人とは疎遠になっていきます。青年期の友人関係を調べた研究[4)]では，親和欲求が高まっていくと同時に，大学生においては「相互尊重欲求」と

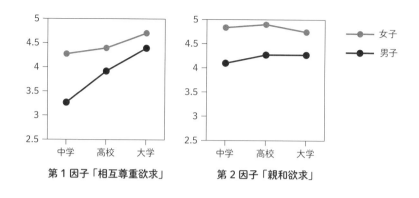

図9-1● 年代別の友人関係における欲求得点の変化

（榎本淳子：青年期の友人関係における欲求と感情・活動との関連．教育心理学研究 48：444-453, 2000. より引用）

いって親しいながらも尊重し合う関係を求めています（**図9-1**）。それなのに，入院してしまうと，このような関係を経験する機会が少なくなります。

　それならば，院内の学校に行けばよいのではないかと思うかもしれませんが，高校は義務教育ではないので，ほとんどの病院では高等学校教育が受けられません。高等部がある院内学級は非常に少ないからです。そうすると，入院した高校生の多くは，教育を受けられないまま半年から1年を過ごすことになります。大学受験に不安を覚えるのも無理はありません。

　大げさにいえば，高校生で入院してしまうと，大学受験をある程度あきらめなければならず（志望水準を下げるなど），さらに，その病気の治療のために妥協した学歴は一生ついてまわり，それ以降の残りの人生はチャレンジの機会がほとんどないようにみえます。大学に至っては，休学や留年になってしまいます。本人の努力ではどうにもできない制度上の対応は急務といえるでしょう。

「行く場所がある」ことの大切さ

　小児がん患者の多くは幼児であるため，プレイルームや図書室はあっても，高校生や大学生用の部屋はありません。病棟内に行く場所もなく，ベッド上でカーテンを閉めて1年近く過ごすことも珍しくありません。さらに，高校生や大学生の患者は少ないため，病棟内に同世代の友達がみつかるとは限りません。仮に同世代がいても，互いにカーテンを閉め切っていれば，友達になることもありません。

　他方，ある小児専門病院は，病棟内の一室にカフェ風の自習室を設けました。医療者の部屋を空け，レンガ模様の壁紙を貼り，落ち着いたブラウン色に統一した部屋にリフォームしたのです。

　そこに机と椅子を用意すると，高校生がベッドから出てきて，自習室で勉強をしたり，音楽を聴いたりするようになったそうです。友達と出会う場所にもなりました。これは前述した，この世代特有の心理的な特徴である，独自性の追求を見事に捉えた実践です。年代別にみると，高校男子の閉鎖的活動は中学時よりも飛躍的に増え，高校女子に至ってはピークを迎えます（**図9-2**）。人とは親和的になりたいものの，特定の友人との閉じられた関係を望むのです。男子は親密さを「一緒に何かをすること」と定義しますが，女子はそれを「会話の量」によって定義する傾向があります。

　こうして，この世代の関心は，親ではなく，自分の考えに共感してくれる同世代の友達へと向かっていきます。そして同世代の仲間との確認（照合）を通して，「自分だけではない，みんな一緒なんだ」という安心感（自己の保証）を得ます。友達をもつことで，まだ危うい自己を安定させることができるのです。

　単に自分の欲求を満たすための友達ではなく，相互に自分の存在を認め支え合う親友関係の確立です。そして，同性の友達とのしっかりした対人関係を築くことで，親からの心理的な分離を成

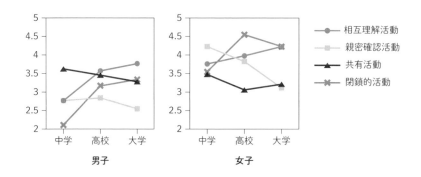

図 9 - 2 ● 年代別の活動的側面の変化

(榎本淳子：青年期の友人関係における欲求と感情・活動との関連. 教育心理学研究
48：444-453, 2000. より引用)

し遂げます。

　「かっこいい」「かわいい」「大人っぽい」ものに惹かれ始める時
期に，小中学生と同じような声かけで勉強を勧めていても，高校
生のモチベーションは上がりません。雰囲気や見た目による独自
性の追求を促す空間を用意するだけで，入院中の高校生は自ら動
き始めます。まずはベッドにいるだけではなく，カーテンを開け
て，病室から出て「行くところがある」という環境が大切なのかも
しれません。

守られた環境で育つ弱点

　高校生以降になると，同性に向かっていた親密欲求がさらに異
性へと向かい始めます。米国の精神科医のサリバン (Sullivan HS,
1892 - 1949)は，こうした異性への親密欲求は性欲とぶつかるこ
とによって，さまざまな葛藤を引き起こすことに言及しています。

自己の性と異性への関心

　自己の性と向き合う時期に病気の治療を受けると，医師から晩期合併症や自分の妊孕性について話を聞くことになり，この先の人生について悩まざるを得ません。AYA世代にある小児がん経験者の恋愛についての研究[5]では，「自分が人を好きになるのは，人に迷惑をかけるんじゃないかっていう思いが強くて」や「自分が，結婚や子どものことまで発展して考えて大丈夫なのか」という発言が記されています。小児がん経験者の立場からすると，医師から妊孕性低下について伝えられても，それでは異性とのかかわりはどうしたらよいのかと思い，戸惑うばかりです。

　閉じられたカーテンの中ではわかりにくいかもしれませんが，高校生や大学生は病気になることで「男性として／女性としての独自の自分」と「病気になるはずじゃなかった自分」との間で葛藤が起こり，心理的に不安定になりやすいことがあります。

　筆者は，就職が決まった経験者には，行動科学の観点から恋愛行動の相談にのります。恋愛関係ほど相手の立場に立って，想像力を働かせて行動しなければならない人間関係はないからです。筆者の知っている医師は，婚約をする小児がん経験者には相手と一緒に外来に来るよう伝え，医師から婚約者に，小児がん経験者の状態について妊孕性を含め，説明をしています。筆者は，小児がんの領域でもっとも効果的な情報提供ができるのは，医療者だけではなく，経験者同士だと考えています。

きわめて「よい子」

　通常の高校生や大学生は，仲間と社会的規範の否定を共有することで大人になった気分を味わったり，危険な行為を多少試みたりすることで仲間との連帯感を高め，孤独感や不安感を乗り越えて成長していきます。

9

AYA世代の深い森（高校生と大学生）

一方，入院している子どもたちは，院内で医療者を批判したり，危ない行為をしたりはしません。心理的な不安定さにより，過敏で反抗的な時期に退行（逆戻り）しても，反抗するのは親に対してだけです。

　そのような入院環境のなかで，孤独感や不安感を分かち合える仲間にもそう簡単に出会えないとしたら，妙な表現ですが，きわめて「よい子」に育ってしまう傾向があります。入院中は全身管理のために，あらゆることの報告を正直にしなければなりません。また，周囲の医療者を信頼しないと，生活が成り立ちません。善意の世界に包まれているわけです。

　しかし，世の中は必ずしもそうではありません。正直さや正しさが必ずしも報われるわけではなく，信頼できる人ばかりが身の回りにいるとも限りません。社会性は善意や人と仲良くすることだけでは身につきません。人の悪意に触れたり，仲たがいの経験も必要です。大学生にストレス心理学を教えていたときに，「飲食店のアルバイトで，いやなお客を何人も見てきて，ああはなりたくないと思った。いやな客がストレスでした」という発言がありました。高校生や大学生の時期に入院すると，アルバイトもできませんから，そのような現実について学ぶ機会が乏しくなるのかもしれません。

　その意味では，守られた環境というのは，命を救うには適していますが，人格を形成していくときには足りないものがあります。親はそのことを意識して，退院後には社会の様子を少しずつ教えていく必要があります。そうしないと，この「よい子」の傾向は，この先の就職する時期に弊害となって表れます。

事例
13

ともこさんの友達づきあい

　ともこさんは中学生のときに入院治療を受けました。高校に進学すると，5人での帰り道，まりこさんに仲間はずれにされました。けれども，ともこさんはもう高校生なので，いちいち親に相談しません。

　そこで，ともこさんは新たによしえさんと帰宅するようになりました。仲間はずれをする人とは物理的に離れることで，ストレスを感じないようにしたのです。

　ところがある日，まりこさんは「一緒に帰ろう」とともこさんとよしえさんに言いました。ともこさんは驚きましたが，「いいよ」と言って3人で帰りました。ともこさんはうすうす気づいていました。今度は，まりこさんが仲間はずれにされていたのです。

　まりこさんは自分の興味のあることばかりを話し，2人の話には関心がありませんでした。それでもともこさんは表面上，適当に合わせて帰りました。よしえさんはともこさんの心情を察し，理解を示してくれました。2人は別々の大学に進学しても，連絡を取り合う親友になりました。

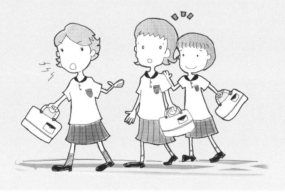

9

AYA世代の深い森（高校生と大学生）

　仲間はずれをする人や自分を不快な気持ちにさせる人とは，一緒に居続ける必要はありません。長いつきあいになると，悪いことばかりではないと思うかもしれません。しかし，全体として自分にとってマイナスの影響を与える関係であるならば，距離を置く勇気も必要です。そのためには，恐れたり，億劫がったりせずに，新しい友人を探しにいきましょう。そうやって対人関係スキルを磨いていきます。

教育全体から早くゴールを決める

　ここで改めて教育の全体像を振り返ってみると，小児がん経験者が苦戦する理由がみえてきます。望んだ進路を進むためには，教育の全体像を把握して，ゴールから逆算することが大切です。そのためにも，教育水準に直結する認知機能をフォローしながら進路を決定していくことが，いかに重要かがわかると思います。

高校は通常教育か特別支援学校か

　前述したように，小学校や中学校の義務教育の間には，通級指導教室や特別支援学級や特別支援学校との「連続した学びの場」がありました。この柔軟性を活用して，子どもたちにとって適切な教育環境を試すことができたのです。

　ところが高校では，通常教育の高校と，特別支援学校の高等部との二者択一が主になります。小学校と中学校で制度に弾力性があっても，高校で固い枠にはめられてしまいます。

　知的にボーダーラインにある子どもたちは，通常教育の高校に進学したとしても，決められた枠のある環境に助けられます。しかし大学で，自分で枠をつくる自由な環境に置かれると，まったくついていけなくなるのです。

　入院中も生活の枠がしっかりと決まっているので，そのような困難が露呈することはほとんどありません。しかし，高校生で入院した子どもが高等部の院内学級がない環境で自習をしても，単位を認められず，留年することがあります。病気の治療のために同級生と一緒に進級できず，治療後に1つ下の学年に復学するのは気が進みません。そこで，通常の高校を中退し，サポート校や通信制の高校に入り直したりする人もいます。しかし，その時点

表 9 - 1 ◆ 特別支援学校高等部の教科の一例

障害領域	教　科
視覚障害	調　律
	理　療
	理学療法
聴覚障害	印　刷
	理容・美容
	クリーニング
	歯科技工
知的障害	家　政
	農　業
	工　業
	流通・サービス

9

AYA世代の深い森（高校生と大学生）

で，大学進学をあきらめるケースもあります。
　一方，特別支援学校の高等部に進学するという選択肢もありま
す。そこでは就労を見越した専門的な教育プログラムを提供して
います（**表 9 - 1**）。例えば，視覚障害のある学生は理療の科目を
通して，あん摩マッサージ指圧師になるためのスキルと知識を学
びます。知的障害のある学生は，家政，農業，工業，流通・サー
ビスなどの専門的な教科を修得します。小児がん経験者のなかに
はこれらの教育のほうが向いている人もいれば，それでは物足り
ない人もいます。
　例えば，治療後に特別支援学校の高等部に転校し，成績優秀で
大学進学を検討した人がいました。しかし，特に知的障害の特別
支援学校は，大学受験に必要な教科・科目の単位をもともと用意

していないところもあり，その人は大学受験資格を満たせずに受験を断念しました。1％でも大学進学の可能性があるのであれば，志望大学から逆算して，高校入学時にはその特別支援学校が受験資格を満たす高校かどうかを調べておく必要があります。

　このような状況は，個別の対応の範疇を超え，制度上の喫緊の課題です。高校生が病気になって入院したとしても，復学して進級・進学できるという一連の経過に柔軟に対応できる仕組みが求められます。

大学で一気に「枠はずし」

　晩期合併症により知的な能力がボーダーラインであっても，筆記や面接の試験に合格し，大学に進学できた人を多くみてきました。文部科学省の調査[6]では，2006 ～ 2015年の10年間で「大学」「短期大学」「高等専門学校」に進学する障害のある青年が4.4倍に増えています。さらに，2016年4月1日より障害者差別解消法が施行され，すべての大学において「差別的取り扱いの禁止」が法的義務に，国公立大学では「合理的配慮の不提供の禁止」が法的義務になっています。入試の際，事前の申請により「点字解答」や「代筆解答」など各障害に対する合理的な配慮を行っている大学も少なくありません。義務はそれだけ重いものです。

　しかし，大学受験に合格することと，大学生活が成功するのとは別の話です。大学における学業の進め方は学生側の裁量に委ねられる部分がかなり多くなり，進路や生活の仕方の多様性が急激に広まります。日々の生活のなかで，手取り足取り教えてくれる人はもういません。親の要求も少なくなったり，大学もある程度の自由を認めたりするなど，生活の諸側面において急に枠がはずされてしまいます。この「枠はずし」が，知的ボーダーラインにある子どもたちの困難を露呈させます。

通常の高校までは何とかついていけても，大学になると最初の
１カ月でつまずく子どもが出てきます。自分で時間割が組めない
からです。新しい環境に入って，オリエンテーションを受けて，
自分で自分の環境を整えることが難しいのです。

　時間割が組めないような場合，３年後に自分で就職活動を行う
ことは難しいことが予見されます。そのため，子ども本人には，
大学に入ったら就職支援センターや修学相談室の場所を確認して
くるように伝えます。

　そして，いざ修学困難の予兆が出始めたら，そういった学内機
関に相談に行ってもらいます。必要とあれば，筆者からも学内機
関に連絡をして心理士同士で連携を取ります。学生相談室やユニ
バーサル支援室などの名称で，そこにも心理士が在籍しているこ
とがよくあるからです。

「助けられ上手」スキル

　つまずく子どもたちの半分くらいは，しばらくするとそれなり
に適応していきます。それは，その子どもを助ける学生が学内で
みつかるからです。この「助けられ上手」になることが，ボーダー
ラインの子どもたちの進路を分ける一つの分岐点だと考えていま
す。いわゆる対人関係スキルです。

　「助けられ上手」は相手に助けたいと思わせられるということ
です。端的にいうと，助けてもらえるような愛嬌やかわいらしさ
や人としての魅力をもっているということです。

　ですから親には，少なくとも子どもを礼儀正しく明るく育てる
よう勧めています。晩期合併症をかかえた弱者としての立場を強
調するよりも，相手に助けたいと思わせる人間的魅力を身につけ
るほうが引き出せる支援は長続きするからです。

　筆者は子ども本人には，「助けられたら恩返しできるように，

自分が返せることを探してみるといいよ」と助言しています。親には，誰かひとりを助けることを課題にします。電車で席を譲ることでも，エレベーターのボタンを押し続けて人を待ってあげるだけでもよいのです。意識的に人を助けてみて初めて，助ける側の視点が会得できるからです。

　これは社会に出るときの準備にもなります。仕事というのは，雇用主や現場のリーダーと指示を受けるフォロワーしかいません。仕事はボランティアではありませんから，ボーダーラインにいる子どもたちはリーダーに雇いたいと思わせることが必要です。

重複障害による困難の重なり

　ごくまれにですが，小児がんになる前にすでに発達障害と読み書き障害を伴っていることがあります。そうすると，病気や治療の影響によりさらに認知機能の発達がゆっくりになるために，困難が重複することがあります。

　顕著にわかりやすいのは，算数と英語による困難です。知的な能力がボーダーラインにある場合，大学生になってもお金の管理は苦手です。そのことを自覚して，会計を担当しないことも大切です。

　また，英語は大学になって急についていけない子どもがでてきます。それは，英語教科の難易度だけではなく，前述の「枠はずし」が影響しています。中学校と高校の英語は，教員が必ず正解の和訳を授業で教えるので，その和訳をなんとなく覚えていれば英文の読解ができなくても，試験のテストの点数はとれたりします。

　ところが大学の英語は，自分で和訳をして，研究論文を読めないといけませんから，枠がなくなって自分で読解するとなると途端に読めなくなるのです。日本語と英語は言語構造が異なるの

で，日本語に問題はなくても，英語にはまったく歯が立たないということは起こります（英語の読み書き障害）。

　こういった検討をせずに，「英語が好きだから」という理由で英文科に進学した経験者がいます。まもなくついていけなくなって，1年間苦しい思いをして，筆者の外来に来ました。その人は転科という制度を利用して，ほかの学科に変更しました。

就労への道のりに存在するバリア

　大学進学の次は就職を見据えることになります。親のなかには，大学進学さえできればなんとかなると思っている人もいますが，それは企業からの指定校制度があった時代の話です。今は大学進学と就職は直結しません。大学に進学できても，就職活動そのものが難しい場合，アルバイトやパートを含めた「一般雇用」とは別に「障害者雇用」も検討することになります。日本での就職は「一般雇用」か「障害者雇用」の2つしかありません。

「一般雇用」は相手に合わせるのが大前提

　筆者は，就職活動期に入る本人と親に，決まってお見合いの話をします。「あなたに好意を寄せ，結婚を前提につきあってほしい人がいるとします。見た目の印象もいいです。その人は自分を知ってもらうためによかれと思って初対面で，自分の好きな食べ物，嫌いな食べ物，余暇の過ごし方，平日のスケジュールなど細かく話します。あなたはつきあいますか」と尋ねます。これまで外来に来た人は全員「ノー」と言いました。理由を聞くと，「相手に合わせる自信がない」「自分勝手にみえる」「こちらの様子も考えず，一方的だ」とか，「つきあう前から負担に思う」などです。

就労の際の病歴のカミングアウトも同様です。相手が自分を気に入っていない段階で，病気を経験したことを伝えると，敬遠されてしまいます。教育はすべての子どもに受ける義務と権利があるので，相手に病気の経験を知らせたうえで支援を受けることができます。ところが，就労となると話はまったく違ってきます。就労は企業の利益に貢献しないといけないので，相手に「この人は会社に貢献しそうだ」と思わせることが必要です。

　人が頼みごとに応じてくれるパターンは以下の 3 つが考えられます。

　① 法律で定められているから

　② それが仕事だから

　③ 恩義も含めて，その人のことが好きだから

　それ以外のパターンで頼まれると，どんなに適切な頼みごとでも，残念ながら，相手には「面倒くさい」と思われることがあります。

　子どもが教育機関にいるときは，子どもへの支援の提供は法律で定められており，すべての子どもに教えるのが教員の仕事なので，病歴があっても教育の機会は保障されます。しかし，就労における被雇用者への配慮は義務ではありません。また，部下への配慮が上司の仕事内容に含まれることもまれです。となると，就労時に受けられる配慮は，個人的な人間関係に頼るしかありません。

　そのように順序立てて考えると，採用時には面接官に気に入られ，就労時にはそこのトップである社長と直属の上司に気に入られて初めて，配慮の申し出ができるのが現実です。社会参加をするということは，まずは相手に合わせてみることが大前提です。そして，職場で自分の能力の生かし方をほかの人に教わりながら，打ち解けたところで，少しだけ配慮を求めて自分のポジショ

ンを獲得していかなければなりません。参考になるのは，大人の
がん患者の就労状況[7]です。彼らの40.6%が小事業所で働いて
いて，66.2%が上司に相談をしていました。就労は，本人と上
司が良好な関係を築けるかどうかが鍵です。

就労準備性を支えるメタ認知

　就労に限らず，社会参加は「前向きな気持ち（モチベーション）」
と「自律的かつ社会性をもって振る舞えること」の2つの態度が
必要です。これを就労準備性といいます。この就労準備性は，小
児がんを経験した後の教育課程で培います。

　言いかえると，小児がんを経験した後の学校生活で「前向きな
気持ち」と「自律的かつ社会性をもって振る舞えること」を身につ
けられないまま，就職ができることはほとんどありません。不登
校になればなおさらです。それくらい，復学の成否は就労準備性
の獲得にとって重要なのです。

　筆者は，小児がん経験者が中学生になったら，夏休みなどの職
場体験プログラムを活用し，帰ってきたら親にも振り返りを行っ
てもらうことを勧めています。食卓での雑談で構いません。親自
身も，子どもの就職活動期になってから就労にかかわるのではな
く，多様な価値観を許容する精神的なゆとりをもてるよう，子ど
もが中学生になったときからいろいろな仕事に目を向けるよう心
がけてもらっています。

　就労準備性を支えるメタ認知は，計画を立てて実行するという
実行機能にかかわっています。主に脳腫瘍経験者のなかに，メタ
認知の一つであるセルフモニタリング機能の弱い人がいます。セ
ルフモニタリングや実行機能が弱いと，大学の履修登録ができな
いだけでなく，就職活動のためのエントリーもできません。履歴
書や志望動機をオンラインで送信したり，企業について調べたり，

AYA世代の深い森（高校生と大学生）

面接の日程を調整したりすることもできません。

　彼らは，自分の適性や疲労度合いを認識することが苦手です。客観的な認識が自分自身に対して働かないため，自分の能力のどの部分が優れていて，どの部分が劣っているのかを，他者と比較しながらモニターするのが難しいのです。

　また，自分がもつさまざまな能力を「自己認識」としてまとめ上げることも苦手だったりします。そうすると，自分の「適性」という概念が理解しにくい場合があります。そのため，仕事の内容と自分の適性の両方を把握するためには，具体的な体験を伴った一定の支援やプログラムが必要です。しかし，これらは通常の学校教育のなかでは支援されない部分です。

　そこで筆者は，仕事の内容と自分の適性を見極めるために，学生生活が安定しているAYA世代の患者にはアルバイトやパートタイム就労を勧めます。

　とはいえ，募集が出ていれば何でもよいわけではありません。「前向きな気持ち」を高めることが大事であって，挫かれるような職場を選んではなりません。就労を見越して，親と一緒にアルバイトの選別により適職探しの練習をしてもらいます。就職活動は親子で取り組む必要があります。本人の読解力が弱いときは，親にも就職活動の本を読んでもらって，オンラインによるエントリーや履歴書作成などを手伝ってもらいます。親が子どものメタ認知の役割を担うのです。

ふみおさんのアルバイト

　ふみおさんは大学生活に慣れてきたころ，母親にアルバイトを勧められ，本屋の棚卸しをすることになりました。届いた本を並べたり，漫画本にビニールをかけたりするバックヤードでの仕事です。ところが，レジに人の行列ができると，ふみおさんもレジを担当するように店内に呼ばれました。ふみおさんは，治療の影響で視野狭窄があるため，レジ台の数字が見えづらかったのです。そのうえ，清算を待っている人はふみおさんに機敏な対応を求めるため，レジ作業を行うのが恐くなってきました。

　ふみおさんの雇用契約は棚卸しであり，レジ打ち業務は募集要項にも契約書にもありません。しかし，店長は人手不足から安易に契約外の業務をふみおさんに依頼するのです。

　ふみおさんの希望で，外来カウンセリングにおいて仕事を上手に断る交渉の練習をしました。ふみおさんは見事に店長と交渉し，棚卸しだけの仕事に専念させてもらえるようになりました。

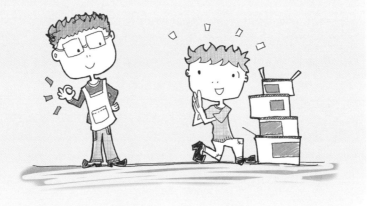

　アルバイトは将来の就労の練習です。自分がどれくらいの時間，どれくらいの通勤距離で，どんな業務であれば行えるのかを実験する手段です。そして，上司とうまく交渉し，就労環境を自分にとって快適な方向に少しずつ整えていけるかどうかを試めすことができます。同僚に助けてもらえることもあれば，自分が同僚を助けることもあるでしょう。そのようにして，働くことの体験を実際に積み重ねていくことが大切です。

就労が続く条件

　就労が続くかどうかは，就労した本人と共に働く人たちの両者が「この職場でやっていけそうだ」という見通しと確信がもてることにかかっています。仕事が合わないと感じて辞めることは，一般の若者にもあることです。

　しかし，小児がん経験者たちの仕事の辞め方は，一般の若者と異なった顛末になることがあります。小児がん経験者は就労中に，怠けたり，ずるい立ち回りをしたりすることはほとんどありません。それどころか，採用面接時に病気の経験を正直に打ち明けることが誠実さだと思っている節さえあります。基本的に真面目で正直なのです。

　そのため，職場が合わないと感じても，無理な努力を重ねて適応しようとします。そして，かなりの精神的負担を強いられ続け，燃え尽きてしまってから退職します。そのときには「前向きな気持ち」も挫かれていますから，おのずと次の転職活動も滞ります。

　精神的負担を強いられ続けた年月分は，心のエネルギーの回復に時間がかかります。人によっては何年も職探しに着手できず，そのブランクがさらに次の就職を困難にします。このように「よい子」であるがゆえに，就労先での不適応の事態がより深刻化しやすいと考えられます。

　家族は仕事が見つかったことに安堵せず，本人が無理をしていないか，メタ認知機能の弱い本人に代わって点検する役割が求められます。仕事の前後の変化，表情や言動，食欲と睡眠などをチェックするとよいでしょう。何か違和感があったら，本人に尋ねたり，担当医に相談することが大切です。本人の心のエネルギーが消耗しきる前に先手を打っていくことが重要です。

「障害者雇用」と就労支援サービスの仕組み

　「障害者雇用」では，自分の弱点を障害と捉え，職場にあらかじめ理解と配慮を求めることができます。日常生活において晩期合併症が顕著な場合は，こちらの方法が適しています。日本では障害のある人たちに対して，特別な雇用の枠を設ける義務が企業に課されています。障害者手帳を取得すれば，この特別な枠にエントリーできます。

　ちなみに，障害者手帳については，「取得すると障害者というレッテルと貼られるようでいやだ」「のちのち何かで不利になることが多いのではないか」と誤解されがちです。本人が言わなければ手帳の保有は誰にもわかりません。関係諸機関は守秘義務があるので，勝手に情報を開示することはできません。また，企業側が手帳の取得や開示を強要することもありません。

　ただし，この特別な雇用の枠に用意された仕事は，一般雇用と内容や待遇は異なります。一人暮らしができる給与水準であることは少なく，家族と同居しながらの就労生活になることが大半です。

　就職に不安があるときの相談窓口は4つあります。①ハローワーク，②障害者就業・生活支援センター，③市区町村の窓口，④地域障害者職業センター，です。これらのセンターでは，障害者手帳を持っていなくても，相談を始めることは可能です。本人の特性の評価とそれに見合った就労形態の提案，就労のための準備講座や実習が用意されています。

　公募以外にも，知り合いの会社に募集はないか，近所で働けそうなところはないかなど，親に根気強く探してもらいます。この局面では，しばしば父親が活躍をして就労先を見つけてくることがあります。ほかにも，学校や相談機関からの紹介や推薦という方法があり，そういったルートで就職し，やりがいをもって働い

AYA世代の深い森（高校生と大学生）

ている小児がん経験者は少なくありません。

　晩期合併症の程度が「一般雇用」と「障害者雇用」の中間にある人は，障害者雇用に挑戦するための手段と割り切って障害者手帳を取得することもあります。そうして「一般雇用」と「障害者雇用」の両方に応募して，結果として「一般雇用」で採用された人もいます。

　障害か否かはあくまで社会的判定に過ぎません。がんのように血液データや画像データで確定する医学的診断ではありません。環境が合えば，障害にならない状況も存在します。社会参加を目標として，どうしたらより望んだ就労ができそうかの作戦を立てる必要があります。そして，見事，望んだ生活を手に入れた小児がん経験者はたくさんいます。彼らに共通していることは，準備に時間をかけたということです。

　以上のように，AYA世代は独自性からアイデンティティを練り上げて，人間的魅力を磨いていく段階にあります。そのときに子どもたちは，1年近い時間を病院で過ごすため，社会性を身につける機会が少なくなります。退院して落ち着いたら，親子でボランティアでも習いごとでも積極的に社会参加をしてみましょう。また，高校進学は小学校や中学校に比べて選択肢があまりありません。ゴールから逆算して早くに進路を決めましょう。大学で自由裁量になった途端に学生生活についていけない小児がん経験者には，家族で就職活動に取り組むことをお勧めします。

──────────────── 文 献 ────────────────

1）高橋彩：男子青年における進路選択時の親子間コミュニケーションとアイデンティティとの関連.
　　パーソナリティ研究 16 (2)：159-170, 2008.
2）高橋彩：女子青年における進路選択時の親子間コミュニケーションとアイデンティティとの関連.
　　パーソナリティ研究 17 (2)：208-219, 2009.
3）Nakkeeran N, Nakkeeran B：Disability, mental health, sexual orientation and

gender identity：understanding health inequity through experience and difference. Health Res Policy Syst 16（Suppl 1）：19-29, 2018.

4）榎本淳子：青年期の友人関係における欲求と感情・活動との関連. 教育心理学研究 48（4）：444-453, 2000.

5）京盛愛枝, 波﨑由美子, 上澤悦子：AYA世代にある小児がん経験者のがん治療体験による恋愛や結婚, 親になることへの過程；マステリー理論による半構造化面接を実施して. 日本生殖看護学会誌15（1）：27-34, 2018.

6）文部科学省：障害学生の現状. 2017.
https://www.mext.go.jp/component/b_menu/shingi/giji/__icsFiles/afieldfile/2017/03/01/1381984_4_1_1.pdf

7）西田俊朗, 坪井正博, 大松広伸, 他：働くがん患者と家族の就業支援体制の強化・充実に関する研究；離職率減少と復職率増加にむけた介入方法の検討. 大和証券ヘルス財団研究業績集39：26-33, 2016.

9

AYA世代の深い森（高校生と大学生）

第10章

もしも子どもと
別れるときがきたら

エリクソン（Erikson EH）は，人生の終盤に，人生を統合して，次世代へ継承することを課題としてあげています。ターミナル期というのは，生きてきた時間の長さにかかわらず，人生の集大成の段階に入ります。ここで家族の人生をまとめ上げる作業を手伝うことが医療者にとっても最大の課題となります。そして親と医療者は，子どもの人生の終わりまでを看取ることになります。

　本章では，子どもが亡くなるときに，医療者だからこそ配慮できることと，家族のその後について述べ，看護師ができることをまとめます。

私 た ち は ず っ と 家 族

　小児がん患者の生存率が上がったとはいえ，子どもの病気ががんだとわかったときから，親は幾度となく死を意識させられます。それでも，治療の過程で子どもの状態が落ち着くと，子どもがターミナル期を迎えるまでは，何となく穏やかな生活が続いていくような気がしています。

目標変更というギアチェンジ

　子どもを看取ることは，医療者の大切な役割です。

　まずは医療チームで，子どもに時間があまり残されていないことを共有します。そして医療チームとしての見解を統一した後，家族や本人と今後の治療のオプションについて話します。家族との話し合いには，担当看護師が同席することもあるでしょう。

　この話し合いにおいてもっとも重要なのは，行える治療がないということは子どもや家族を見放すのではないということです。

むしろその反対に，子どもの残された時間を穏やかで豊かなものにするために，医療者も最大限の努力をすることを理解してもらいます。病気を治すことから，残された時間をいかに豊かに過ごすかに目標を変更するのです。

　子どもと家族にとって，このギアチェンジはとても困難です。それまでは前向きに人生に挑んできたのを，ここからは，それまでの人生のすべての楽しい思い出を振り返り，家族として出会えた喜びを共有する時間になるからです。

　行う治療がなくなったからといって，子どもの状態が急激に悪化することは，そう多くはありません。ベッドの上で静かに過ごしている子どもをみていると，たいていの親は心理的に大きく揺れ動きます。今までとは違う治療をすれば治るのではないか，残された時間を過ごそうという目標変更自体が間違っているのではないか，と迷いが生じます。あるいは看護師が訪室すると，家族で将来の話をしていたため，親は子どもがターミナル期だということを理解していないのではないかと心配になり，医師に報告をします。

　医師はそれを聞いて，「治療の効果はもうない」ことを繰り返し伝えることがあります。この目標変更が家族に適切に伝わらないと，家族は"見捨てられ不安"が増幅し，医療者に敵意や不信感を抱いてしまうことがあるからです。そうなると，家族は担当医の変更を要求したり，セカンドオピニオンを繰り返したり，怪しい療法に没頭していくことがあります。しかし，筆者がのちに家庭訪問をすると，すべての親は「治療ができないことを繰り返し言わないでほしかった」と言いました。

　そして，「最初の説明で，もう治療ができないことを頭では理解していても，奇跡を信じずには残りの時間を過ごせなかった」「子どもが亡くなったとしても生き返るのではないか，と思う瞬

間さえあった」，また「子どもが亡くなるというあまりにも信じられない現実に夢をみているようだ」という親もいました。

　親が子どもと将来の話をするのは，前向きの姿勢を続けることで自分を支え，子どもにも不安を感じさせないようにするための死からの防衛手段だったのです。看護師は，親のこのような心理を受け止める貴重な伴走者になります。

　目標変更がうまく伝わるか否かは，これまでの医療者 - 患者関係の歩みにかかっています。子どもの容態が安定しているときや治療が順調に進んでいるときは，双方共に医療者 - 患者関係の良し悪しはあまり気にならないかもしれません。しかし筆者は，容態が安定して落ち着いているときほど，子どもと家族が最高の日々を過ごせるように，教育や就労支援に力を注いできました。なぜなら，人が最後に救われるのは「結構よい時間を生きてきたじゃないか」という振り返りだからです。

「幸せの時間」と「約束の時間」

　ターミナルの段階になると，筆者は「幸せの時間」と「約束の時間」という訪室を行います。

　まずは「幸せの時間」です。これはターミナル宣言をされた家族の病室に出向いて，雑談の延長線上で親に，子どもの出生時や名前の由来について尋ねます。ほかにも，初めて歩いた日や最初の言葉など，その子どもと家族が分かち合ってきたあらゆる喜びを思い出してもらいます。

　しばらくすると，家族は「ああ，私たちは結構いい時間を過ごしてきたな」と微笑みがこぼれます。子どもも「自分はこんなに望まれて生まれてきたんだ」と，親に恵まれたことを実感します。たとえ子どもが言葉のわからない乳幼児であっても，家族としてのやさしい雰囲気に包まれることが大切です。

そして，この作業は殊に親の気持ちを落ち着かせます。実は毎日が幸運の連続であったのではないか，とさえ思い直す家族もいました。先を考えると不安になり，一般の家族と比較すると恨みに駆られるこの時期を，自分たちが経験してきたあらゆる幸せを集めて力に変えるのです。そうすることで，残りの時間の使い方が緩やかに描けるようになります。セカンドオピニオンを予定していたのに，子どもと過ごす時間に変更した親もいました。

「幸せの時間」の後，別日に行う訪室が「約束の時間」です。これは子どもに予後告知があってもなくても，家族が落ち着ける時間をもてるようにすることを目的としています。家族が幸せを集めて微笑ましい時間を過ごしている間に，筆者は雑談をしたり，折り紙を折りながら子どもに話しかけます。「Aちゃんのパパとママは，Aちゃんのことが大好きだから，ずっと一緒だって」と話し，「約束だよ」と言って，親と子どもで固く指切りをしてもらいます。握手をする家族もいます。この先，どんなことが起こっても，親と子どもはつながっているという感覚を十分に共有してもらいます。

この訪室では，子どもが生きて約束に応じているということがきわめて重要です。子どもが亡くなる間際に親が一生懸命に呼びかけて，子どもの意識に届いているのか否かがわからない状態で約束するのではなく，幸せな家族であると確認したうえで，しっかりと親子でそのつながりを約束するのです。そのときに子どもと一緒に折った折り紙を今でも大切に持っている親もいます。

「知る権利」と「知らされない権利」

子ども本人への病名告知が広まりつつありますが，治すことが難しくなってからの予後の告知に関しては議論が分かれるところです。発達心理学においては，4歳以降の幼児であれば戦いごっ

こなどをとおして，「死」という言葉を使います。しかし，それが自分の状態と結びついたり，不可逆的なものであるということは6歳以降に理解していきます。

10歳以降には，自分の疾患や死を認識できます。しかし，家族の強い要望で子どもに予後告知をしない場合，治療の制限や緩和ケアチームが介入できないなどの臨床上の困難が生じます。しかし医療者へのアンケート調査[1]でも，一般論では告知すべきとの大多数の回答も，医療者として実際に対応した子どもには告知すべきであったという回答は半数に減ったと報告されています。予後告知の是非は，医療者にも相当大きな心理的葛藤を引き起こします。

立場が異なれば考えが変わるのは，親も一緒です。子どもの容態が安定しているときは一般論として予後告知に承諾していても，いざ子どもが衰弱し始めるとやはり予後告知をしないでほしい，と思うのは自然なことです。

日本は比較的，告知に焦点があてられやすいですが，ヨーロッパではリスボン宣言[2]にも明記されているように，患者には「知らされない権利」も確認します。リスボン宣言には，「患者は，いかなる医療上の記録であろうと，そこに記載されている自己の情報を受ける権利を有し，また症状についての医学的事実を含む健康状態に関して十分な説明を受ける権利を有する。（中略）患者は，他人の生命の保護に必要とされていない場合に限り，その明確な要求に基づき情報を知らされない権利を有する」と述べられています。「他人の生命の保護に必要な場合」というのは，感染症があげられます。自分が他人の命を脅かすおそれがある場合は，病状を知る必要があります。

看護者の倫理綱領第4条[3]にも，「自己決定においては，十分な情報に基づいて自分自身で選択する場合だけでなく，知らない

でいるという選択をする場合や，決定を他者に委ねるという選択をする場合もある。自己決定においては，十分な情報に基づいて自分自身で選択する場合だけでなく，知らないでいるという選択をする場合や，決定を他者に委ねるという選択をする場合もある。看護者は，人々のこのような意思と選択を尊重するとともに，できるかぎり事実を知ることに向き合い，自分自身で選択することができるように励ましたり，支えたりする働きかけも行う」とあります。

　つまり，医療者が告知に悩む前に，子どもと家族には「知る権利」と「知らされない権利」の両方があり，どちらの権利を行使したいのか，という選択が先にあります。もし子どもと家族が「知らされない権利」を行使した場合，「これから先は，すべて先生方にお任せします」という意思決定も存在するのです。

心肺蘇生と意思決定

　病態が進み悪化すると，急激に呼吸停止となる場合があるため，心肺蘇生をどうするかについても家族と話し合っておかなければなりません。あらかじめ心肺蘇生の可否を決めておかないと，急変時には普段の担当ではない医療スタッフによる緊急対応も生じるため，家族の思うような最期を迎えられないかもしれません。

　医師は，それぞれの蘇生方法によって，子どもがどのような状態になる可能性があるかをよく伝え，家族が選べるように配慮しています。それでも，家族はこの話題がでるころには，あらゆる選択による疲労が重なっていますから，精神的にかなり追い詰められています。

　意思決定という行為自体がもともとは欧米からきています。日本は欧米のような意思決定に向いている家族ばかりではありません。心肺蘇生などの困難な意思決定は，医師がある程度方向づけ

るほうが親の心理的な負担が軽減され，心理的疲弊からの回復が早い可能性も示唆されています[4]。

　さらに，欧米のキリスト教圏では，ターミナル期に「神に委ねる」というセリフが医療者や家族の口からしばしば出てきます。宗教家が病室を訪問することも珍しくありません。欧米のような強い自律性をもった個人が神に支えられている心理と，日本のように同調性を有する個人が担当医と同じ方向を向いて安心感を得る心理とは，根本的にその精神構造が異なります。ましてや日本は，医師業務が細分化された米国とは異なって，患者と担当医の信頼関係が長く緊密であるため，医師により導かれ，家族が意思決定を行うのも自然な流れなのかもしれません。

子どもが亡くなる日

　その日が近づいてきたときのために医師は，親に在宅や延命措置を希望するかを尋ねます。昨今は，QOLの向上を目的に在宅での看取りを推奨する傾向もでてきています。そして，医師はタイミングを見計らって，退院許可をだすことでしょう。親にはこれが最後の帰宅になるかもしれないことを伝えておきます。

子どもが看護師に寄せる厚い信頼

　2004年に行われた小児血液悪性腫瘍医を対象とした調査[5]では，97％の医師は「子どもが病院で最期を迎える」と回答していますが，在宅ターミナル医療に86％の医師が賛成しています。なぜなら，79％の医師が，最期は子どもが自宅で家族のそばにいることが理想と考えているからです。しかし地域によっては，小児がんの在宅医療を支援できる医療機関があまりなく，在宅医

療を実現できないケースも少なくありません。

　在宅医療に移行できた場合でも，在宅医は小児がんの知識を補うために，在宅ケア中も病院担当医との連携を積極的に希望しています[6]。在宅医に緩和ケアを託してケースが終了することはまだ少なく，病院と在宅医の連携が必須になり，いまや「地域連携」として拡充されつつあります。

　ところが，在宅医療に移行できても，実際は想定していたのと異なる場合も少なくありません。筆者の経験ですが，親が在宅を希望して，病院にはもう戻らないつもりで退院しても，5歳の子どもは親に「病院に行きたい」と言い，再入院して4日後に亡くなりました。また，小学2年生の子どもは親に「家に帰ろう」と言われましたが，「このまま病院にいたい」と言って，1週間後に亡くなりました。

　小児がんの治療の場合，治療が長い子どもは何年にもわたって入退院を繰り返しています。人生のなかで，家に滞在している日数のほうが短く，病院の中で育っているような子どももいます。

　医師や看護師に寄せる子どもの信頼はとても厚く，同時に親に迷惑をかけたくないという気持ちも強くあります。小学校4年生の子どもは，亡くなる3日前に看護師に「私が病気にならなかったら，パパとママはきっと普通に暮らせたよね」と言いました。子どもたちは，自分の気持ちや自分が考えていることを看護師にもっともよく打ち明けているように思います。

　6歳以上にもなれば，不可逆的な死も理解しています。造血器腫瘍の場合は顕著に骨髄機能が低下し，輸血の回数が増えます。免疫力の低下から外泊も頻繁にはできなくなります。身体の疲労感や疼痛も増していくことがあります。そのように状況と身体感覚が変化していくときに，子どもたちは看護師に話しかけます[7]。

　「いつまで輸血をやり続けるの？」「いつになれば家に帰れる

の？」「なんで元気になれないの？」と看護師には尋ねるものの，「親には言わないでほしい」と言います。そして，6歳の子どもでも「僕，もうねえ，ダメな気がするの，どんなに薬入れても痛くなっちゃうし」と話し，16歳の高校生は「身体の調子も悪いし，なんかダメな気がするな」と話しました[7]。子どもは身体感覚の変化から死期を察知しているのですが，親に心配をかけたり，動揺を与えたりしないように，あるいは今の親子関係を崩さないように，親ではなく，看護師に吐露します。そのときに看護師は子どもの心配を和らげたり，看護をしながら黙って耳を傾けたりしてあげることができます。

最後の親子の会話

　病室で亡くなる子どもの多くは，家族が存分に最後の別れを言えるように個室に移されます。子どもの病態によって看取りも異なり，ぎりぎりまでICUで救命処置をする場合もあります。それでも医師は，できるだけ子どもが過ごし慣れた小児病棟に戻れるように調整を行うこともあります。

　他方，子どもがゆっくり衰弱していき，個室で心電図の波形が平らになるのを見守るだけの場合もあります。親は，子どもの手を握り，もう一度目を開けてほしいと祈るような気持ちで名前を呼びます。頭を撫でたり，背中や足をさすったりしてもよいのですが，親は手を握る以外に思いつかないことがあります。状態が許すときは，看護師は親に手以外の身体接触をさりげなく促してあげるのもよいでしょう。

　病態によっては急変して，まれに出血を起こすことがあります。子どもが亡くなる間際での出血は，親の脳裏にこびりつき，何度もリフレインするので，血痕がついたものはすみやかに交換していきます。親は，初めての入院のときから子どもにつらい思いを

させているという後ろめたさが常にあり，血液はその象徴になりやすいのかもしれません。子どもが話せなくても，耳は聞こえているということを伝え，子どもに話しかけることを勧める医療者もいます。

最大の心配り

　ついに心電図モニターの波形が止まり，平坦になったときに死の瞬間が訪れます。実際は，その前から子どもの脈は触れず，瞳孔は拡大し，医師はいつ死を宣告してもおかしくない状態にあります。

　最近の心電図モニターは感度が高すぎるため，子どもがそのような状態でもモニターが反応しているときがあります。そうすると家族は，いつまでも子どもが生きているような気持ちになってしまうので，モニターの感度を心もち下げておく医師もいます。

　そして，子どもが亡くなるときがきます。医師は，子どもの死の徴候を認めますが，親も死を察知しているのを確認してから，死亡宣告を行います。親が子どもはまだ生き返るのではないかと思っている場合は，心臓マッサージをしてみせる医師もいます。それでも心電図モニターの波形が平坦であることに変わりはないことをみて，親が「先生，もういいです」と言います。親は子どもの死亡宣告を受けて，深い悲嘆が広がります。医師はこの死亡宣告の間合いに細心の注意を払っています。医師は親が死を察知するまで待っているのです。まさに時が止まったような状態になります。

　そして宣告後に遺された家族には，旅立ってしまった子どもと一緒に過ごす時間が必要です。病室は落ち着ける場所ではないかもしれませんが，別れの言葉をかけるための時間を十分に与え，医療者による病室の出入りを控えましょう。

その後，看護師によるエンゼルケアが施されます。病院によっては，家族に手伝ってもらって入浴を行います（湯灌）。家族に湯灌をできるだけ手伝ってもらうことは，のちに家族がその死を受け入れることを容易にすると思うかもしれませんが，現実はそんなに単純ではありません。

　亡くなる直前の数日間に子どもの呼吸状態がよくない場合は，入浴をせずに清拭のみで過ごしていることがあります。そのため，親は子どもの久しぶりの入浴に「気持ちいいね」と声をかけるとともに，身体に残る手術跡に「こんな目にあわせてごめんね」と涙がこぼれてきます。それでもまだ，親は夢をみているような気持ちでいます。子どもの身体も温かいのです。

　医師は，病状や経過，病理解剖の説明をし，その後，死亡診断書（死体検案書）を作成します。看護師は，会計やこれからの手続きについて説明します。

　遺された家族のニーズに応じて，病室でゆっくり時間を過ごしたい希望があれば過ごしてもらい，早く自宅に戻りたいという場合には霊安室に送ります。看護師長が霊安室を整え，子どもとかかわりのあった看護師に連絡をしたり，家族が荷物をまとめて運ぶのを手伝ったり，医療者のほうから声をかけ，できるだけのサポートをします。

　医師も看護師も，子どもと家族の最後のストーリーには最大の心配りをします。子どもが病院を出て家に帰るとき，ほとんどの母親が子どもを抱っこして帰ります。子どもはただ眠っているように見えます。親はこの日のことを一生忘れません。特に昼間に帰るときは，晴れわたった空が，それこそ痛いくらいに心に沁みるといいます。帰宅してからも，すぐには葬儀をせず，親によっては1週間，子どもを家に眠らせています。子どもに触れられなくなるということが耐え難いのです。遺された家族が子どもの

死を受け入れていく過程で，親は何度も看護師が子どもにしてくれたかかわりを思い出し，感謝します。

筆者は，子どもが亡くなった後に葬儀に参列したり，家庭訪問をしてきました。そこで，いくつか気づくことがありました。

花鳥風月に宿る子ども

　家庭訪問をしていると，子どもには予後告知をしていないにもかかわらず，小学校高学年以上の子どもはしばしば終盤の一時退院のときに，自分の部屋を片付けていることがわかりました。片付けるといっても大仰なことではなく，自分の部屋の本をきれいに並べていたり，鉛筆を全部削っておいたりして，自分なりに部屋の整理をしていました。そして，子どもの付き添いに必死だった親は，当時，そのような子ども部屋の整頓に気づくことはありませんでした。

　親は子どもが亡くなってから，そのように片付けられている部屋に子どもの意思を感じ，掃除ができません。子どもが触れたであろうペン１本も動かせない親もいます。親は，子どもが最後に着ていた服をフリーザーバッグに入れて大切に保管していたり，遺骨をネックレスにしていたりします。子どもの場合，写真や形見があまりありません。

　亡くなっても一緒に暮らしたいと，子どもの遺骨と遺影をリビングに供え，お菓子であふれている家がたくさんあります。本人の調子がよいときに受けた英検の合格通知が届きます。学校の友達が線香をあげにきて，親の知らないエピソードを話してくれま

10

す。家の近くにお墓をつくって，毎朝「おはよう」と挨拶をしている親もいます。家にいるのがつらくて，初七日が明けるとすぐに働きにいく親もいれば，外に出るのがつらくて家に閉じこもってしまう親もいます。それが何年も続くことは珍しくありません。

　子どもが夏休みの宿題で育てた朝顔は次の年も咲きます。家には子どもの気配があり，いなくなってからのほうが存在感の増す日々を過ごしていきます。親は子どもの携帯電話や教育資金の契約を解除することもつらく，すぐに手続きに取りかかれません。学校の教室にあった子どもの机と椅子も，その年度の終了に片付けられていきます。

　乳児が亡くなったときは別の悲しみがあります。乳児は，社会との接点がまだほとんどないので，家族だけで葬儀を済ませます。すると，近所も乳児が亡くなったことを知りません。親は，外に出ると乳児のことを聞かれたり，亡くなったことを誰かに話さなければならない場面を恐れ，家に閉じこもりやすくなります。

親の居場所

　子どもを失った親は，「自分は生きている価値がない」「自分も死んでしまいたい」と考えたり，世の中のほかの家族に怒りを感じたりします。と同時に，子どもに会いたいという気持ちが高まり，占いや新興宗教や墓の風水などにお金と時間を費やしたりしてしまうこともあります。子どもを亡くした親を対象にしているビジネスはたくさんあります。

　筆者は家庭訪問や家族会を主宰していますが，そのことで親の悲しみが癒やされるとは思っていません。しかし，少なくとも親が怪しいネットワークに巻き込まれないために，居場所を提供することはできるのかもしれません。

　また，長い間，子どもが危篤状態であった場合，それに付き添

っている親は疲労と緊張で尋常な精神状態ではありません。子どものほうも身体感覚が不快であれば，機嫌が悪くなります。そのような状況のなかで子どもが亡くなると，親が安堵した気持ちを感じることがあります。そして，子どもが亡くなってしばらくして落ち着き始めると，そのように一瞬でも子どもの死に安堵した自分に罪悪を感じ，自分を責めます。

　筆者は，「誰しもが完璧でなく，疲れていれば普通のこと」だと伝えます。子どもを失ってからの親の精神状態の浮き沈みは激しいものです。必要であれば，カウンセリングを受けることを勧めています。

きょうだいの悲しみ

　病院によっては，感染症予防のために普段は12歳以下の子どもの面会を許可していないことがあります。その場合は，子どもがターミナル期に入ると，親の希望のもと，きょうだいの面会を許され，きょうだいは状況を察知します。一方で，親はつらそうな子どもの様子を見せたくないなどの理由で，きょうだいの面会を希望しない場合もあります。

　子どもが亡くなった後のきょうだいの人生も大切なのです。しかし親が，亡くなった子どもの悲嘆にくれて，どうしてもきょうだいに目が向かないことがあります。これはきょうだいが，子どもの入院中は家族関係の蚊帳の外にならざるを得なかったことと関係があるように思います。

　入院して亡くなった子どもと親の関係は親密なのですが，きょうだいはずっと病棟に入れないので，親ときょうだいの関係は希薄にならざるを得ない側面もあります。日本でも形態を工夫して，多くの施設できょうだいの面会を実現させるのも家族支援になるでしょう。子どもが亡くなってから，親ときょうだいが急に

もしも子どもと別れるときがきたら

親密にはなれないのです。

　そして，きょうだいは自分が，亡くなった子どもの代わりにな
ろうとします。そうすれば，親の悲しみを癒やせるのではないか
と思うからです。けれども，少しも親の悲しみを癒やせないこと
に再び傷つきます。一方の親も，きょうだいの悲しみを包みこむ
余裕がありません。

　それを見越して，亡くなった子どもを病院から見送るときに，
親同士のネットワークやつらくなったら相談できる機関の連絡先
を親にそっと渡しておきます。

　親と子どもが別れるときが近づいてきたら，親には，積極的に
治療を行うことから，残りの時間を豊かに過ごすという目標に変
更することを伝えなければなりません。そのときに，親は子ども
の治療ができないことに苦しみます。その焦点を，今，家族で過
ごせる幸せに移していけるように手助けをします。看護師は子ど
もと家族の両方から厚い信頼を得ており，子どもが亡くなるとき
には最大の心配りができるようにします。家族は子どもが亡くな
ってから，いろいろな場面で子どもの気配を感じたり，足跡を辿
ることになります。そして，きょうだいと親は関係を結び直して
いきます。

ちかちゃんのランドセル

　ちかちゃんが亡くなってから半年後に，心理士が家庭訪問に行きました。ちかちゃんの遺影の前はお菓子とジュースであふれ，行楽地へ遊びにいった写真も飾られていました。お線香をあげると，妹のあかねちゃんがお茶を持ってきてくれました。来春，小学校に入学するとのことでした。

　母親は「どうしても，ちかちゃんに会いたくなり，つらくて仕方がない」と言います。ちかちゃんに感じたほどの愛着をあかねちゃんに抱けないそうです。そのためか，「来春，小学校に入学するあかねちゃんに，ちかちゃんのランドセルを背負わせたい」と母親は言ったのです。

　心理士は「ランドセルって必ず傷つきますよ。あかねちゃんが，ちかちゃんのランドセルを背負っているうちに，ランドセルは傷んでいきますが，そのときにあかねちゃんを怒らずにいられますか」と尋ねました。母親は「耐えられない」と即答しました。

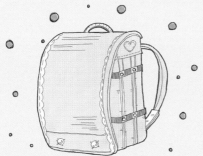

　その後，母親は，あかねちゃんのためにランドセルを買いました。

　親はしばしば亡くなった子どもをきょうだいに投影しようとします。きょうだいも親が自分に同胞を重ね合わせていることを察知しています。それが行きすぎると，きょうだいは同胞に嫉妬すら覚えます。亡くなってもなお，親の愛情は同胞にひとり占めにされているように思えるからです。

　新しく子どもが誕生する場合も，親は亡くなった子どもの生まれ変わりかもしれないと関連づけてしまいます。しかし，新たに生まれたきょうだいは，家族として一緒に病気と闘った歴史はありません。

　亡くなった人を生きている人に重ね合わせることは自然なことです。しかし，だからといって，その人の生き方まで変えることはできません。

─────────────── 文 献 ───────────────

1) 足立周平, 酒井好幸, 依田弥奈子, 他：思春期悪性腫瘍患者に対する終末期ケアの難しさ；
告知に関する医療者の認識. 臨床小児医学64：17-21, 2016.
2) 日本医師会・訳：患者の権利に関するWMAリスボン宣言.
https://www.med.or.jp/doctor/international/wma/lisbon.html
3) 日本看護協会：看護者の倫理綱領.
https://www.nurse.or.jp/nursing/practice/rinri/rinri.html
4) 柳澤隆昭：小児がん症例に対する緩和医療；疾患に対する治療と緩和医療のintegration.
小児科診療75（7）：1219-1226, 2012.
5) 加藤陽子, 前田美穂, 島崎晴代, 他：血液悪性腫瘍医の視点からみた本邦における小児
血液悪性腫瘍患児に対する終末期緩和医療の現状と問題点. 小児がん44：124-129,
2007.
6) 上田悟史, 坂田尚己, 澤井利夫, 他：終末期在宅緩和ケア後, 自宅で看取りを行った再発
難治性胸膜肺芽腫の1例. 日本小児血液・がん学会雑誌56（1）：40-45, 2019.
7) 杉山智江, 佐鹿孝子：小児がんの子どもがターミナル期に病気の予後や死の不安・恐怖を
「語り」始めた瞬間からの看護師の関わりのプロセス. 日本小児看護学会誌23（2）：1-9,
2014.

30年後の未来

ひとりの医療者が見届けられる時間の長さは，せいぜい1世代，長くても自分が担当した子どもが親になるところまでです。

　米国では，30年前に治療を受けた子どもたちの追跡調査の結果が発表されました[1]。そこでは，成人期以降も再発や二次がん，晩期合併症によって日常生活に支障をきたす可能性があることが示されています。ただし，この結果は小児がんの治療が今よりとても強かった時代の話です。

　治療が最適化されつつある今，これからはもっと高い生存率が期待されます。とはいえ，このように俯瞰して小児がんの治療の答え合わせをするには，30年という歳月がかかります。

これからの5つの課題

　最後に，小児がん医療における心理的支援について課題をまとめます。

　第一に，あらゆるデータの基礎になる疫学的なアプローチの充実です。これまでは生存率の把握が行われていましたが，これからは人生の質を問うデータも加えられていくでしょう。そうした疫学的アプローチにより，小児がん経験者の全体像を析出する必要があります。それをもとに，より組織的に心理的支援を設計し，提供していくことが重要です。

　第二に，病因論的アプローチの推進です。なぜ子どもががんになるのかという，遺伝子を含めた問題が解明されれば，それに合った治療や対応を検討していくことも可能になるかもしれません。当然，心理的支援のあり方も変わってきます。今は，将来の医療に子どもを助けてもらおうと，一日でも長く生きてほしいと考える親もいます。ある親は「心臓だけになってもいい。脳だけ

になってもいい。それでも生きていてほしかった」と言いました。子どもが亡くなることは想像以上に耐え難いものです。

　第三は，教育における対応です。ほとんどの子どもは，病気になる前，通常学校に通っていました。親も子どもも，「治療後に学業で苦戦するとは思ってもみなかった」と言います。教育支援により授業が理解できれば，子どもの気持ちも明るくなります。どのような教育をどのような方法で行うことがもっとも効果的なのか，それを実行可能な範囲で検討していく必要があります。

　一方で，子どもが亡くなったのち，学校によるグリーフケアが親を癒やすことも多々あります。子どもが亡くなっても，席を残し続け，卒業式まで行った学校があります。このような実践は，日々の教育のなかに命の大切さが織りこまれているように思われます。

　第四は，就労支援を含む社会学的な課題です。晩期合併症のある小児がん経験者は，健常者枠と障害者枠の両方にまたがって分布しています。小児がんや晩期合併症というのは医学用語であって，社会では通用しません。病院から一歩出れば，「障害者なのか健常者なのか，どちらの扉で社会に入りますか」と問われます。しかもボーダーラインの人の場合，ブラック企業を見抜けなかったり，不当解雇への対処ができなかったりします。募集があるからと安易に決めずに，家族と共に就職先をみつける必要があります。これは医学の域を超えて，社会全体で考えていく課題です。

　第五に一番大事なことは，親が子どもを支え，育てていくスキルです。晩期合併症が障害として日常生活に影響を及ぼす場合は，子どもが不利な状況に立たされやすくなります。それを見越して，親は積極的に周囲の人と交渉して，環境調整を図っていくことになります。そのときに心理士はもちろん，看護師や医療者に相談して学ぶことも多くあると思います。特に看護師は，親の知らな

30年後の未来

い子どもの様子を知っているのですから，心強い味方です。

　30年後，幸せに暮らしている子どもたちを想像しながら，目の前の5つの課題に取り組む先に明るい未来が待っていることを願ってやみません。

--------------------------------------- 文 献 ---------------------------------------

1）Armstrong GT, Liu Qi, Yausi Y, et al：Late mortality among 5-year survivors of childhood cancer：A summary from the childhood cancer survivor study. JCO 27（14）：2328-2338, 2009.

《制作スタッフ》
カバー・表紙デザイン　mio
本文デザイン・DTP　mio
イラスト　　　　　　保坂　景

看護師と家族でかなえる最高のサポート
子どもの入院から就学・就労まで

定価（本体価格 2,400 円＋税）

2021 年 11 月 22 日　　第 1 版第 1 刷発行

著　者　　佐藤聡美
発行者　　佐藤　枢
発行所　　株式会社 へるす出版
　　　　　〒 164-0001　東京都中野区中野 2-2-3
　　　　　☎ (03) 3384-8035〈販売〉
　　　　　　 (03) 3384-8155〈編集〉
　　　　　振替 00180-7-175971
　　　　　http://www.herusu-shuppan.co.jp
印刷所　　あづま堂印刷株式会社